Ingrid Pfendtner

Heilen und pflegen
mit den Wirkstoffen des

# Grapefruitkerns

Entzündungen, Infektionen und
Allergien ohne toxische Nebenwirkungen
behandeln

Urania

# Inhalt

Vorwort  3

**Die Grapefruit – botanisch gesehen**  4
Baum und Frucht  4  –  Anbau, Herkunft, Verbreitung  5  –  Grapefruit und Pampelmuse  6  –  Zitrusfrüchte  7

**Eine vielseitige Frucht**  8
Die Schale  8  –  Grapefruitöl in der Aromatherapie  8  –  Das Fruchtfleisch  9  –  Grapefruit für die gesunde Ernährung  10  Schön mit Grapefruit  10  –  Die Kerne  11

**Inhaltsstoffe des Grapefruitkerns und ihre Wirkungen**  12
Flavonoide  12  –  Bitterstoffe  12  –  Medizinische Wirkung  13

**Bakterien & Co. – gefährliche Mitbewohner**  14
Niemand lebt für sich allein  14  –  Eindringling und Abwehr – krank oder gesund  16  –  Infektionskrankheiten  17  –  Bakterien, Pilze, Parasiten, Viren  18  –  Antibiotika  20

**Warum Grapefruitkern-Extrakt?**  21
Grapefruitkern-Extrakt wirkt gegen zahlreiche Mikroben  21  –  Grapefruitkern-Extrakt wirkt ausreichend stark  22  –  Vom Grapefruitkern-Extrakt sind keinerlei giftige Wirkungen bekannt  22  –  Grapefruitkern-Extrakt schwächt nicht die Immunabwehr  23  –  Grapefruitkern-Extrakt läßt die nützliche Bakterienflora intakt  23  –  Grapefruitkern-Extrakt ist ein Naturprodukt und löst keine Allergien aus  23

**Grapefruitkern-Extrakt richtig verwenden**  24
Die richtigen Mengen  24  –  Dies sollte man bei der Anwendung beachten  24  –  So verwenden Sie äußerlich Grapefruitkern-Extrakt  25  –  Tips zur inneren Anwendung  27  –  Babypflege  27  –  Erste Hilfe  27

**Beugen Sie Infektionen vor**  29

**Heilen mit Grapefruitkern-Extrakt**  30
Infektionen und Entzündungen im Hals-Nasen-Ohren-Bereich  30  –  Erkältungskrankheiten  32  – Infektionen an Lippen, Haut und Nägeln  33  –  Irritationen und Infekte des Verdauungstrakts  36 – Infektionen im Genitalbereich  36  –  Beingeschwüre, offene Beine  37  – Parasitenbefall  37 – Innere Pilzerkrankungen  39

**Grapefruitkern-Extrakt in Küche und Haushalt**  42
Lebensmittel keimfrei machen  42 – Der Extrakt im Haushalt  43 – Konservierung von Kosmetika  44

**Extrakt für Tiere und Pflanzen**  45
Anwendungen in der Tierpflege  45 – Alternativer Pflanzenschutz  46

**Register**  47

# Vorwort

Der Begriff ist ein Zungenbrecher: Grapefruitkern-Extrakt, und der Extrakt wird noch dazu aus den Kernen der Grapefruit gewonnen, also daraus, was wir achtlos ausspucken, und überdies von einer nicht gerade ungewöhnlichen Frucht. Doch auch banale Dinge haben oftmals ihren Wert, und der Grapefruitkern sogar einen ganz besonderen: Der Extrakt aus diesem unscheinbaren Teil wirkt antimikrobiell, das heißt, er vernichtet Viren, Bakterien, Pilze und Parasiten. Sie alle sind Lebewesen, die in und auf uns siedeln, von unserer Nahrung zehren, Haut und Schleimhäute entzünden, unsere Abwehr schwächen und uns krank machen. Die Liste der von ihnen verursachten Krankheiten ist vielfältig und umfaßt klassische Kinderkrankheiten ebenso wie Befindlichkeitsstörungen, weltweite Seuchen und harmlose bis tödliche Infektionen.

Das Einsatzspektrum des Grapefruitkern-Extrakts ist ebenso vielfältig, denn krankmachende Keime lauern überall. Der Extrakt dient zur Vorbeugung, als Heilmittel, als Desinfektions- und Konservierungsmittel, als Zusatz zu Haushaltsreinigern und Waschmitteln, als Tiermedikament, zum Pflanzenschutz, zur Trinkwasseraufbereitung und als natürlicher Chlor-Ersatz in Schwimmbädern.

Doch der Extrakt aus den Grapefruitkernen bekämpft nicht wahllos alles, was zum Reich der Mikroben zählt. Bakterien, die uns nützen oder zumindest nicht schaden, läßt er in Ruhe. Wir können mit ihm zum Beispiel Infektionen therapieren und zugleich unsere gesunde Darmflora erhalten. Das gelingt keinem Antibiotikum. Auch gibt es bisher kein Medikament, das gegen Viren, Bakterien und Pilze gleichermaßen angeht. Grapefruitkern-Extrakt tut genau das. Er ist hochwirksam, effektiv, ungiftig für Menschen und unschädliche Mikroben – ein Naturprodukt wie aus dem Paradies.

# Die Grapefruit – botanisch gesehen

## Baum und Frucht

Die korrekte botanische Bezeichnung für die Grapefruit ist (beziehungsweise war) *Citrus paradisi* – die Zitrusfrucht aus dem Paradies. Heute tendieren die Systematiker unter den Pflanzenforschern dazu, die Grapefruit *Citrus maxima* var. *racemosa* zu nennen. Das hängt mit der engen Verwandtschaft von Grapefruit und Pampelmuse zusammen, doch davon mehr im nächsten Abschnitt. Der englische Name »Grapefruit« (*grape* heißt übersetzt Traube und *fruit* die Frucht) spiegelt wieder, daß die Früchte wie Trauben zusammen am Baum hängen.

Die Zitrusarten gehören zur Ordnung *Rutales*, also der Bäume in den Tropen und Subtropen. Ihr gemeinsames Merkmal: Alle tragen in Blättern und Fruchtschalen winzige Behälter, in denen ätherische Öle gebildet werden. Diese Behälter kann man als durchscheinende Punkte erkennen. Die Öle erzeugen den aromatischen Geschmack der Zitrusfrüchte und den starken Duft ihrer Blüten und Blätter.

Der Grapefruitbaum wächst vier bis 25 Meter hoch, meist reichen ihm aber zehn Meter. Die weißen, etwa drei Zentimeter großen Blüten besitzen fünf Kelch-, fünf Blüten-, fünf Staub- und fünf Fruchtblätter. Bei Kulturpflanzen – und das sind fast alle Zitrusbäume – kann sich die Frucht bilden, ohne daß zuvor eine Befruchtung stattfand und ohne daß sich Samen entwickeln. Die Blätter glänzen dunkelgrün, fühlen sich ledrig an und haben eine ovale Form. Ihre Anordnung bezeichnet man als wechselständig, bei jedem Knoten entspringt ein Blatt. Die Blätter aufeinanderfolgender Knoten bilden eine Spirale.

Die Grapefruit ist trotz ihrer Größe und ihrer derben Erscheinung eine Beere. Beeren sind durch und durch fleischige Früchte ohne harte Schale – die Botaniker nennen diese spezielle Frucht *Hesperidium*. Vier Schichten baut die Grapefruit auf, ebenso wie alle anderen Zitrusfrüchte, und zwar (von außen nach innen): Exokarp, Flavedo, Albedo und Endokarp.

*Das Exokarp ist die dünne Wachsschicht ganz außen.*
*Die Flavedo läßt die Grapefruit aussehen und riechen wie eine solche, denn in ihr liegen die Carotinoide (Farbstoffe) sowie zahlreiche*

# Die Grapefruit – botanisch gesehen

*artspezifische Öldrüsen, die der Grapefruit den charakteristischen frischen Duft verleihen.*
*Die* **Albedo** *ist das, was wir beim Schälen entfernen: die weiße, trockene, schwammige, pektinreiche Schicht. Flavedo und Albedo bilden zusammen das Perikarp.*
*Das* **Endokarp***, das Fruchtfleisch, essen wir oder verarbeiten es zu Saft. Es besteht aus acht bis zwölf Segmenten bzw. Fruchtkammern. Saftschläuche füllen jede Fruchtkammer. Eine Grapefruit bildet zehn bis 40 Samenkerne. Allerdings haben diese die Züchter wegrationalisiert, und neuere Zuchtsorten sind praktisch samenlos.*

Nach vier bis sieben Jahren trägt der Grapefruitbaum zum erstenmal Früchte. Ein ausgewachsener Baum bringt es pro Jahr auf 500 bis 700 Früchte. Eine Frucht mißt im Durchmesser zehn bis 20 Zentimeter und wiegt je nach Sorte 200 bis 450 g. Auf die Saison umgerechnet liefert ein Baum im günstigsten Fall bis zu sechs Zentner Früchte. Grapefruit schmeckt erfrischend herb und säuerlich; mittlerweile gibt es Sorten mit einem milderen und süßlicheren Geschmack, sie enthalten mehr Fruchtzucker.

## Anbau, Herkunft, Verbreitung

Frost ist tödlich für den Grapefruitbaum, aber die Tropen mag er ebenfalls nicht, denn sie sind ihm zu feucht. Der Baum braucht vielmehr einen warmen, sonnigen Standort – sieben bis acht Stunden Sonne pro Tag sind das Minimum. Der Sommer darf lang und warm sein, im milden Winter legt der Grapefruitbaum eine Wachstumspause ein. Aufgrund dieser Ansprüche gedeiht die Grapefruit – wie die anderen Zitrusfrüchte auch – im sogenannten Zitrusgürtel prächtig und wird daher auch in großem Stil angebaut.

Der Zitrusgürtel liegt zwischen dem 20. und 40. Breitengrad. Wichtige Anbauländer sind die Südstaaten der USA, Israel, Spanien, Marokko, Jordanien, Mexiko, Jamaika, Südostasien und auf der anderen Hälfte der Erdkugel Südafrika und Brasilien. In Florida befinden sich die größten Grapefruitplantagen der Welt. Dort werden jedes Jahr rund 2,5 Millionen Tonnen Grapefruit geerntet und hauptsächlich zu Saft verarbeitet.

Die Grapefruit ist eine sehr junge Frucht. Botaniker entdeckten sie um 1750 auf der Karibik-Insel Barbados. Man nimmt einerseits an, daß die Grapefruit aus einer Kreuzung von Pampelmuse und Apfelsine entstand: Die Pampelmuse spendete den Samen, die Apfelsine lieferte den Pollen. Andere Botaniker halten die Grapefruit für eine zufällige Mutante der Pampelmuse, sozusagen für eine Spielart der Natur. Die Grapefruit steht nämlich der Pampelmuse sehr viel näher als der Apfelsine. Daher kommt die neuere systematische Bezeichnung *Citrus maxima* var. *racemosa*. *Citrus maxima* ist die Pampelmuse, var. bezeichnet eine Varietät, *racemosa* heißt traubig und bezieht sich auf die Anordnung der Grapefruitblüten und -früchte.

Etwa siebzig Jahre nach ihrer Entdeckung wurde die Grapefruit nach Florida gebracht. Der Anbau in Plantagen begann um 1880. Im weltweiten Anbau steht die Grapefruit hinter Zitrone und Orange an dritter Stelle der Zitrusfrüchte.

## Grapefruit und Pampelmuse

In der Umgangssprache setzen wir Grapefruit und Pampelmuse häufig gleich, und die Franzosen nennen die Grapefruit sogar *pamplemousse*. Beides ist falsch, denn Grapefruit und Pampelmuse sind eigene Arten mit jeweils eigenen botanischen Eigenschaften und Namen, auch wenn sie sich sehr nahestehen. Die Blüten sehen anders aus, die Triebe der Pampelmuse tragen Haare, die der Grapefruit sind unbehaart.

## Grapefruitsorten

| Sorte | Handelsname | Beschreibung |
|---|---|---|
| **Grapefruit Regular** | Marsh's Seedless, White Marsh, Duncan, Yarden River | blaßgelbe Schale und blaßgelbes Fruchtfleisch, herber Geschmack, sehr saftig, wichtigste Grapefruit |
| **Grapefruit Rosé** | Marsh Pink, Ruby Red, Red Blush, Sunrise, Star Ruby, Rio Red | rötliche Schale und rosarotes Fruchtfleisch, milder und süßer Geschmack |
| **Sweetie** | | Kreuzung aus Pomelo und Grapefruit, sehr süßer Geschmack |
| **Pomelo** | | Kreuzung aus Pampelmuse und Grapefruit, birnenförmige bis rundlich spitze Form, grüngelbe Schale mit groben Poren, sehr schwammig und dick, Fruchtfleisch weiß, je schrumpeliger die Schale, desto aromatischer der Geschmack |

Außerdem wird die Frucht der Pampelmuse größer, nämlich etwa 25 Zentimeter im Durchmesser. Ihre weiße Schicht, die Albedo, erreicht eine Dicke von zwei bis drei Zentimetern. Sie allein nimmt schon die Hälfte des Gewichts der Frucht ein. Pampelmusen wiegen bis zu sechs Kilogramm.

*Die Pampelmuse ist plattrund und zitronengelb. Das faserige Fruchtfleisch schmeckt sehr bitter bis fein herbsüß. Man verwendet den Saft bei der Herstellung von Bittergetränken. Die Pampelmuse ist die größte Frucht innerhalb der Zitrusfrüchte, daher der botanische Name* Citrus maxima, *gelegentlich auch* Citrus grandis.

Der Name »Pampelmuse« stammt aus dem Niederländischen: *Pompel* bezeichnet dort einen dicken, runden Gegenstand, *limones* ist die Zitrone. In England heißt die Pampelmuse *shaddock* und der Pampelmusenbaum *shaddock-tree*. Shaddock war ein schottischer Kapitän, der Ende des 17. Jahrhunderts die Pampelmuse nach Barbados brachte – jener Insel, auf der Botaniker einige Jahrzehnte später die Grapefruit entdeckten. Die ursprüngliche Heimat der Pampelmuse sind Malaysia und Südchina.

Wegen ihrer enormen Größe nutzen die Chinesen die Pampelmuse auch zur Dekoration. In der chinesischen Kolonie Kaliforniens werden jedes Jahr zum chinesischen Neujahrsfest große Mengen Pampelmusen importiert.

## Zitrusfrüchte

Die Zitrusfrüchte erhielten ihren Namen nach dem griechischen *kcdros* für die Zeder, denn der Geschmack von Zitrusblättern und -früchten erinnerte die alten Gelehrten an den von Zedern.

Welche Art der zahlreichen Zitrusfrüchte woher kommt, ob sie eine Wildform hat oder gezüchtet wurde – diese Fragen können heute kaum beantwortet werden, denn die Zitrusfrüchte bilden eines der unübersichtlichsten Dickichte in der botanischen Terminologie. Die Bäume wurden seit Jahrtausenden domestiziert, kultiviert, ausgelesen, gezüchtet und miteinander gekreuzt, was zu der enormen Mannigfaltigkeit der Zitrusfrüchte führte. Noch heute kommen immer neue Formen, Kreuzungen und Sorten auf den Markt. Die Botaniker unterscheiden je nach Definition oder Lehrmeinung 16 bis 140 Zitrusarten. Kaum eine der heute bekannten Arten kommt wild vor.

Alle Zitrusfrüchte enthalten reichlich Fruchtsäure und Vitamin C. Das charakteristische Zitrusaroma entsteht durch ätherische Öle, die in der Schale gebildet werden. Mit der Reife wird die herbe Fruchtsäure abgebaut; gleichzeitig steigt der Zuckergehalt an, und die Frucht gewinnt an Süße. Nach dem Pflücken reift die Frucht nicht mehr nach.

# Eine vielseitige Frucht

## Die Schale

Die Schalen aller Zitrusfrüchte enthalten artspezifische ätherische Öle. Sie werden als Grundstoff für Kosmetika und Parfüme, als Geschmacksessenzen für Lebensmittel und als Riechstoffe etwa bei Wasch- und Putzmitteln eingesetzt. In der Aromatherapie (siehe nächster Abschnitt) kennt man viele Heilwirkungen der ätherischen Öle.

*Die Grapefruitschale enthält zu 21 Prozent ätherische Öle. Damit ist ihre wichtigste Verwendung vorgezeichnet: die Gewinnung aromatischer Essenzen. Diese lassen sich mit fettem Öl lösen und sind dann Bestandteil von Massageölen, Duschgels, Badezusätzen und anderen Kosmetikprodukten. Hundert Kilogramm frische Fruchtschalen liefern beim Auspressen ein Kilogramm Fruchtschalenessenz. Die Inhaltsstoffe der Grapefruitschale haben in ihrer Gesamtheit eine antiseptische Wirkung, das heißt, sie verringern die Keimzahl.*

## Grapefruitöl in der Aromatherapie

Ätherische Öle sind die leicht flüchtigen, duftenden Inhaltsstoffe von Pflanzen. Sie dienen dem Kraut zur Abwehr von Mikroorganismen, schützen vor Freßfeinden und locken mit ihrem Duft Insekten zur Bestäubung an. Mit fetten Pflanzenölen wie Sonnenblumen- oder Olivenöl haben die ätherischen Öle nichts gemein. Erstere sind, chemisch gesehen, stabile flüssige Fette; ätherische Öle dagegen verdunsten leicht und unterscheiden sich in ihrer Vielzahl erheblich in ihrer chemischen Zusammensetzung. Man gewinnt sie durch Destillation oder durch Extraktion mit Lösungsmitteln. Die Öle scheuen Licht und Luft; man sollte sie deshalb in dunklen Fläschchen und luftdicht verschlossen aufbewahren. Das Deutsche Arzneimittelbuch (DAB) – ein wichtiges Handbuch für Apotheker – führt eine Reihe von ätherischen Ölen mit ihren Wirkungen auf, darunter auch das Öl der Grapefruitschale.

Duftstoffe werden leicht von der Haut und den Schleimhäuten aufgenommen und gelangen so in den Kreislauf. Sie wirken direkt über das Riechzentrum auf das

Gemüt und die seelische Verfassung. Je nach Duftnote beleben die Stoffe oder entspannen, erfrischen oder beruhigen. Insgesamt tun sie Körper und Seele gut. Damit eignet sich die Aromatherapie hervorragend zur Behandlung von Befindlichkeitsstörungen und zur Anregung der Selbstheilungskräfte.

*Die ätherischen Öle der Grapefruitschale wirken anregend. Sie beleben, erfrischen und verschaffen eine euphorische Stimmung. Nutzen Sie diese Wirkung, wenn Sie sich müde, schwermütig oder depressiv fühlen: Sie gewinnen an Lebenslust und Vitalität! Die Wirkstoffe fördern die Durchblutung und stimulieren den Thalamus, eine Anhäufung von Nervenknäueln im Zwischenhirn, wo unsere Gefühle entstehen.*

Auch andere Verwendungen bieten sich an: Verschaffen Sie sich ein angenehmes Raumklima. Der Duft vertreibt Küchen-

### TIP

*Eine Aroma-Lampe können Sie sich selber bauen. Nehmen Sie eine Wasserschale, in der das Wasser mit dem ätherischen Öl verdunstet. Ein Teelicht unter der Schale erhitzt Wasser und Öl. Die Flüssigkeit darf aber nicht kochen, weil dann die hitzeempfindlichen ätherischen Öle zerstört werden. Da sich die Essenzen schnell verflüchtigen, müssen Sie das Öl in der Aroma-Lampe häufig erneuern.*

gerüche und Zigarettenrauch. Desinfizieren Sie Ihr Babyzimmer, gegebenenfalls auch ein Krankenzimmer. Ein nützlicher Nebeneffekt ist, daß Grapefruitduft lästige Mücken und Schnaken verjagt.

## Das Fruchtfleisch

Das Fruchtfleisch liefert den beliebten Grapefruitsaft. Ein Glas frischgepreßter Grapefruitsaft paßt ausgezeichnet zum morgendlichen Müsli. 100 Gramm Fruchtfleisch decken bereits den halben Tagesbedarf an Vitamin C. Daneben steuert es Vitamin B1, Vitamin B2 und Nicotinamid bei.

### Inhaltsstoffe in 100 Gramm Grapefruitfleisch

| | |
|---|---|
| *Wasser* | *89,0 g* |
| *Eiweiß* | *0,6 g* |
| *Fett* | *0,15 g* |
| *Kohlenhydrate* | *9,3 g* |
| *Ballaststoffe* | *0,58 g* |
| | |
| *Mineralstoffe* | *0,35 g* |
| *Vitamin B1* | *0,048 mg* |
| *Vitamin B2* | *0,024 mg* |
| *Nicotinamid* | *0,24 mg* |
| *Vitamin C* | *44,0 mg* |

Der bittere, aber erfrischende Geschmack kommt vom Bitterstoff Naringin. Ihn findet man in Schale, Fruchtfleisch und Kern. Mit diesem Bitterstoff schützt sich die Pflanze vor Fäulnis, denn er verhindert, daß sich Bakterien und Pilze ansiedeln können. Den Menschen verhilft Naringin zu einer besseren Verdauung, da Bitterstoffe Magen und Darm anregen. Ein Magenbitter, den viele nach einer üppigen Mahlzeit zu sich nehmen, erleichtert durch seine Bitterstoffe die Verdauung.

## Grapefruit für die gesunde Ernährung

Zitrusfrüchte machen fit, natürlich auch die Grapefruit. Sie gehören auf jeden Speiseplan, Tag für Tag. Ihre gesundheitlichen Wirkungen sind vielfältig: Die Bitterstoffe fördern die Bildung von Magensäure und regen die Selbstreinigung des Organismus an. Fruchtsäure unterbindet das Wachstum von Fäulnisbakterien. Die reichhaltigen Ballaststoffe stimulieren die Darmbewegungen, was Verstopfung verhindert. Außerdem verbessern die sauren Früchte den Proteinstoffwechsel, indem sie den Abbau zäher Proteine in verwertbare Aminosäuren erleichtern. Nicht zuletzt stärkt das reichlich vorhandene Vitamin C das Immunsystem und beugt Infektionen und Erkältungskrankheiten vor.

Obst und Fruchtsäfte enthalten Fruchtsäuren, Fruchtzucker, Pektine und andere Schleimstoffe, Vitamin C (Ascorbinsäure), Flavonoide, Anthozyanidine sowie Aroma-stoffe. Flavonoide vervielfachen die Wirkung des Vitamin C. Eine Kombination aus beiden ist als Mittel zur Vorbeugung von Erkältungskrankheiten reinem Vitamin C überlegen.

### TIPS

→ *Wenn Sie eine Grapefruit essen möchten, bestreuen Sie das bitterschmeckende Fruchtfleisch mit Zucker und löffeln Sie es aus der Schale. Rosafarbene Sorten enthalten mehr natürlichen Fruchtzucker und schmecken weniger bitter, ihr Geschmack ist süßer und milder.*

→ *Die Grapefruit bleibt länger frisch, wenn Sie sie in Butterbrotpapier eingewickelt in den Kühlschrank legen.*

→ *Sie müssen Grapefruit nicht roh essen. Es gibt fürs Frühstücksbrot Grapefruitmarmelade und -gelee, oder probieren Sie mal Grapefruit mit Quark. Bereiten Sie mit anderen Früchten einen Obstsalat oder mischen Sie sich mit Grapefruitsaft Ihr eigenes Fruchtgetränk oder einen Cocktail.*

## Schön mit Grapefruit

Grapefruitsaft, auf die Haut aufgetragen, erfrischt und verleiht einen rosigen Teint. Zugleich wirkt er antiseptisch und beugt Entzündungen vor. Erweiterte Äderchen ziehen sich unter seiner Fruchtsäure zusammen. Kosmetikproduzenten verwenden deshalb in ihren Pflegecremes gern Fruchtsäuren. Gerade wenn Sie müde sind, belebt die angenehme Kühle des Grapefruitsafts.

---

**T I P**

*So stellen Sie Ihr eigenes Gesichtswasser her: Entsaften Sie die Grapefruit. Wenn möglich, nehmen Sie eine unbehandelte Frucht und verarbeiten Sie Schale und Kerngehäuse mit. Den Saft filtern Sie durch einen Kaffeefilter ab, und fertig ist Ihr Gesichtswasser! Verwenden Sie nur frisch gepreßten Saft. So dünnflüssig, wie er nach dem Auspressen ist, eignet er sich als Gesichtswasser, zum Einreiben rauher Ellenbogen und zur Massage bei Orangenhaut oder Zellulitis. Bevorzugen Sie eine Gesichtspackung, dann dicken Sie zu diesem Zweck den Grapefruitsaft mit etwas Backpulver ein.*

---

## Die Kerne

Lange Zeit hielt man die Kerne der Grapefruit für ein lästiges, aber biologisch notwendiges Übel. Dann kamen kernlose Züchtungen auf den Markt und fanden immer mehr Anhänger. In jüngster Zeit wurden die gesundheitlichen Wirkungen der Inhaltsstoffe der Kerne entdeckt, und bald wird ein Extrakt aus Grapefruitkernen in jedem Haushalt stehen – im Medizin-schränkchen und im Erste-Hilfe-Kasten ebenso wie in Küche, Bad und Putzschrank.

---

*Der Kern-Extrakt vernichtet Mikroorganismen, also Bakterien, Viren, winzige Parasiten und Pilze. Er hemmt ihr Wachstum und wirkt damit antimikrobiell sowie entzündungshemmend. Grapefruitkern-Extrakt ist ein natürliches, hochwirksames Antimikroben- und Desinfektionsmittel. Man kann ihn als Arznei bei Infektionen und Entzündungen anwenden, mit seiner Hilfe Lebensmittel keimfrei halten und ihn als Desinfektionsmittel in Putz- und Waschmittel geben.*

---

Der vielfältige Nutzen von Grapefruitkernen wurde per Zufall entdeckt. Der Hobbygärtner Dr. Jacob Harich aus Florida, ein Arzt und Immunologe, bemerkte vor knapp zwanzig Jahren, daß die Kerne in seinem Komposthaufen nicht verrotteten. Sie mußten einen Faktor enthalten, der sie davor schützte. Harich untersuchte dieses Phänomen näher und entdeckte die antimikrobielle Wirkung des Kern-Extrakts. Mittlerweile wurde in unterschiedlichen Laboruntersuchungen und Testreihen die wachstumshemmende Wirkung des Extrakts auf mehrere hundert verschiedenartige Bakterien sowie zahlreiche Viren und Pilze nachgewiesen. In höheren Dosen tötet er die Mikroben ab.

# Inhaltsstoffe des Grapefruitkerns und ihre Wirkungen

## Flavonoide

Flavonoide sind eine wichtige Gruppe sekundärer Pflanzenstoffe. Solche Stoffe braucht die Pflanze nicht unmittelbar zum Überleben; sie sind artspezifisch und werden oft in größeren Mengen gespeichert. Die Botaniker und Chemiker kennen rund 2000 verschiedene Stoffe, die in diverse Untergruppen eingeteilt sind. Ihren Namen haben sie vom lateinischen *flavus*, das heißt übersetzt goldgelb oder blond. Flavonoide sind die Grundsubstanz der gelben Pflanzenfarbstoffe. Zahlreiche Pflanzen nutzen sie für ihre gelben Blüten; allerdings können sie in allen Teilen einer Pflanze enthalten sein. Es gibt auch farblose Flavonoide. Flavonoide treten meist gebunden an Glykoside auf, das sind Zuckerstoffe; man nennt diese dann Flavonoid-Glykoside.

Die Flavonoide der Zitrusfrüchte bezeichnet man als Bioflavonoide. Früher nannte man sie auch Vitamin P. Man hielt sie wie alle anderen Vitamine für essentiell, also für lebensnotwendig. Allerdings ist bis heute keine Mangelkrankheit bekannt. Deshalb ersetzte man die Bezeichnung Vitamin P durch Bioflavonoide. Das P stand für Permeabilität, auf deutsch Durchlässigkeit. Die Bioflavonoide verringern nämlich die Durchlässigkeit der Venen und Blutkapillaren und helfen, eine Thrombose oder Ödeme zu verhindern. Man verwendet sie in Medikamenten gegen Blutgefäßschäden, etwa in Venenmitteln.

*Flavonoide wirken gegen Viren, Bakterien und Pilze, sind für manche Insekten giftig und schmecken zum Teil bitter. Sie stellen sozusagen eine Mehrzweckwaffe der Pflanze gegen eine Vielzahl ihrer Feinde dar. Mit ihnen schützt sich das Kraut vor Fäulnis, Infektion, Parasitenbefall und vorm Gefressenwerden. Man nennt sie deshalb auch Pflanzenschutzstoffe. Übrigens: Wir nehmen mit unserer Nahrung täglich 50-1000 Milligramm Flavonoide auf.*

## Bitterstoffe

Bitterstoffe kommen in sehr vielen Pflanzenfamilien vor und schmecken – wie sollte es anders sein – bitter. Von ihrer Chemie her sind sie völlig uneinheitlich, zahlreiche Flavonoide sind zugleich Bitterstoffe. Über die Einteilung in die Gruppe der Bitterstoffe entscheidet allein der Geschmack.

Der wichtigste Bitterstoff der Grapefruit ist Naringin. Er kommt in Schale, Frucht und Kern vor und ist der Hauptverantwortliche für den bitteren Geschmack der Grapefruit.

## Medizinische Wirkung

In Laborversuchen wirken die Flavonoide gegen Viren, Bakterien und niedere Pilze. Sie hemmen Wachstum und Entwicklung der Keime. Das wurde in unterschiedlichen Testreihen von mehreren Instituten nachgewiesen. Äußerlich angewandt dürfte die Wirkung beim Menschen vergleichbar stark sein. Innerlich bewirken sie das Gleiche, nur milder und schonender. Nebenwirkungen sind keine bekannt.

Weitere Inhaltsstoffe der Grapefruitkerne sind Vitamin C, Vitamine der B-Gruppe (Vitamin B1, B2, B6), Folsäure, Ballaststoffe und Enzyme.

## Bioflavonoide des Grapefruitkerns

| | |
|---|---|
| **Naringin** | verleiht der Grapefruit ihren typisch bitteren Geschmack. Chemisch ist es ein Flavonoid-Glykosid |
| **Hesperidin** | nimmt im Fruchtfleisch der Orangen einen Anteil von bis zu acht Prozent ein und kommt in geringeren Mengen in der Grapefruit vor. Es ist ein Flavonoid-Glykosid, aber kein Bitterstoff. Hesperidin kann zusammen mit Vitamin C zur Vorbeugung von Infektionen angewendet werden |
| **Neohesperidin** | ist der Abkömmling des Hesperidin, schmeckt sehr bitter |
| **Rutin** | ist ein Bitterstoff und Flavonoid-Glykosid. Man nutzt es in Medikamenten zur Behandlung venöser Beinleiden, zum Schutz vor Ödemen und bei Hämorrhagien (Blutungen) als Folge schwerer Infektionskrankheiten, bei Diabetes mellitus und Hypertonie |
| **Quercetin** | ähnelt Rutin und Hesperidin. Die drei Flavonoide werden gern bei Infektionskrankheiten verwendet, wobei Quercetin die Entzündungsreaktionen verringert |
| **weitere Flavonoide** | Isosakuranetin (Didymin), Eriocitrin, Kaempferol, Dihydrokaempferol, Poncirin, Rhoifolin, Heptamothocyflavonoid, Nobiletin |

# Bakterien & Co. – gefährliche Mitbewohner

## Niemand lebt für sich allein

Jeder von uns bietet Lebensraum für einige tausend Milliarden Quadrillionen kleiner und kleinster Lebewesen (Mikroben). Auf unserer Haut und auf den Schleimhäuten – ob Mund, Magen oder Genitalien – und vor allem im Darm wuselt und wimmelt es nur so. Man schätzt, daß sich auf unserer Haut etwa $10^{12}$ Bakterien und im Magen-Darmkanal $10^{14}$ Bakterien tummeln. Zum Vergleich: Die Gesamtzahl aller Zellen in unserem Körper wird mit $10^{13}$ angegeben.

Mehr als 400 verschiedene Mikroben-Arten registrierten die Biologen und Mediziner bisher allein im Darmkanal. Die überwiegende Mehrzahl sind Bakterien. Sie können bis zur Hälfte des Stuhlgewichts ausmachen. Der Darm eines Neugeborenen ist nahezu keimfrei. Eine Woche später zählt man im Stuhl schon einige Millionen Keime pro Gramm. Babys, die ausschließlich Muttermilch erhalten, haben einen goldgelben, weichen Stuhl. Dafür sind vor allem sogenannte Bifidobakterien verantwortlich, das sind Milchsäurebakterien, die Zucker verwerten und Milchsäure ausscheiden. Bereits wenige Wochen nach dem ersten Zufüttern ist der Babykot vom dem eines Erwachsenen nicht mehr zu unterscheiden. Das Kind hat die für uns typische Darmbesiedlung erlangt.

Mund und Rachen, Magen, Dünn- und Dickdarm haben ihre jeweils charakteristische bakterielle Zusammensetzung. Das liegt an den unterschiedlichen Lebensbedingungen. Im Magen herrscht ein extrem saures, ungemütliches Milieu, und die Salzsäure des Magens bringt die meisten Lebewesen darin um. Im Dünndarm gibt es keinen Sauerstoff. Die Haut ist eher spärlich besiedelt. Den Mikroben fehlt dort die Feuchtigkeit, außerdem sind sie der schädlichen UV-Strahlung ausgesetzt. Allerdings besitzt die Haut unzählige Nischen: Hautfalten, Talgdrüsen, Ohrkanäle, Achselhöhlen, Leistengegend, Nabel und Handflächen. So geschieht es, daß jedes Bakterium seine ökologische Heimat findet und daß jedes Organ seine Leitkeime hat.

Man mag sich schütteln angesichts der umseitig abgedruckten Horrorzahlen, aber die Bakterien, vor allem die Darmbakterien, nehmen auch eine wichtige Funktion ein: Sie besiedeln die Schleimhäute so dicht, daß Fremdlinge und Außenseiter dort keinen Platz mehr finden. Die Mikroben die-

## Besiedlung des Menschen durch Keime

| Organ | Keimmenge | Bemerkungen |
|---|---|---|
| **Mundhöhle** | Anzahl unterliegt starken tageszeitlichen Schwankungen, nachts kommt es zur stärksten Vermehrung | Zähneputzen und Mundspülungen führen zu einer Verringerung der Keimzahl für ein bis zwei Stunden |
| **Magen** | 10–1000 Bakterien pro Milliliter Magenvolumen | Extrem saures Milieu, Laktobakterien |
| **Zwölffingerdarm** | 10–10.000 Bakterien pro Milliliter Volumen | Keime ähneln denen des Magens |
| **Dünndarm** | 1000–10 Millionen Keime pro Gramm Stuhl | In den ersten zwei Dritteln eher wenige Keime, die Anzahl steigt rapide an im letzten Drittel, anaerobe Bakterien überwiegen |
| **Dickdarm** | Eine Milliarde bis eine Billion Keime pro Gramm Stuhl | Höchste Keimzahl, optimaler Standort für Mikroben; Zusammensetzung: Bakteroide (28%), Eubakteroide (28%), anaerobe Kokken (18%), Bifidobakterien (12%), Fusobakterien (8%), aerobe Bakterien (1–2%), Laktobazillen, Propionibakterien, Clostridien und andere |
| **Atemwege** | Beim gesunden Menschen keine | Keime werden ständig eingeatmet, hervorragende Abwehr |
| **Vagina, Genitale** | Bei gesunden erwachsenen Frauen bis eine Milliarde Keime pro Milliliter Sekret | Vorwiegend Laktobakterien, sie erzeugen Milchsäure und damit das typisch saure Milieu |
| **Haut** | Eine Billion ($10^{12}$) Bakterien; die Haut scheidet antimikrobielle Substanzen aus, die den Keimen das Leben schwer machen | Zusammensetzung der Keime hängt stark von den Umweltbedingungen ab |

nen sozusagen als Platzhalter. Sie wehren sich sogar aktiv gegen Konkurrenz. *Escherichia coli* verdrängt die Erreger von Cholera und Ruhr. Andere Bakterien hemmen das Wachstum des Pilzes *Candida albicans*. Auf der Haut siedelnde Stämme produzieren ein Antibiotikum, das gegen zahlreiche Mikroorganismen wirkt.

*In ihrer Gesamtheit machen uns die Darmbakterien äußerst widerstandsfähig gegenüber artfremden, krankmachenden Erregern und schützen vor Infektionen. Dazu trainieren die Mikroben fortlaufend unser Immunsystem. Der Darm ist in seiner Ausstattung und von der Fläche her das bedeutendste Immunorgan. Weil die Abwehr ständig auf Trab ist, funktioniert sie in aller Regel bestens, wenn wir sie wirklich brauchen.*

Auch in unserem Stoffwechsel spielen die Mikroben eine beachtliche Rolle. Bakterien setzen Nährstoffe um, entgiften Arzneimittel und Fremdstoffe wie die krebserregenden Nitrosamine, bauen Cholesterin ab und machen Vitamine, Aminosäuren, Eisen und Spurenelemente für unseren Körper verfügbar. Sie sind an zahlreichen biochemischen Auf- und Abbaureaktionen beteiligt. Mikroben liefern ihrem Wirt etwa 70 Gramm Kohlenhydrate pro Tag, das entspricht knapp acht Prozent der Tagesenergieproduktion eines erwachsenen Mannes.

Normalerweise befinden sich der Wirt und seine Gäste im Gleichgewicht. Beiden geht es gut, und beide profitieren von ihrer Gemeinschaft. Nur gelegentlich bemerken wir etwas von ihrer Existenz: etwa nach dem Genuß von Bohnen. Dann bilden die Bakterien zehnmal mehr Gase als üblich, und wir empfinden die Blähungen zumindest als lästig.

Sehr unangenehm wird es, wenn plötzlich die Zahl der Mikroben über Maßen ansteigt oder wenn eine einzelne Gattung auf Kosten der anderen überhandnimmt. Dann leiden wir unter Durchfall, Blähungen, krampfartigem Bauchweh, Brechreiz oder Erbrechen. Bei Personen mit geschwächter Abwehr oder bei Verletzungen sind die Keime durchaus in der Lage, Infektionen mit zum Teil schweren klinischen Symptomen zu verursachen. *Escherichia coli* ist ein harmloses Bakterium – im Darm. Im wirklichen Körperinnern wird es allerdings zu einem extrem gefährlichen Krankheitserreger.

## Eindringling und Abwehr – krank oder gesund

Gleichgültig ob ein bisher friedlicher Gast oder ob ein Fremdling von außen in fremde Gebiete eindringen will – in beiden Fällen beginnt ein heftiges Gerangel darum, wer mächtiger ist: Unser Körper, der Wirt, erkennt den Keim als fremd und will ihn schnellstmöglich wieder loswerden; der

Fremdling wiederum will sich bequem einnisten und vermehren. Beide haben ihre eigenen Taktiken entwickelt, den anderen zu überlisten. Nicht immer siegt eine Partei, und manchmal dauert der Krieg viele Jahre an – der Wirt ist dann chronisch krank. Zunächst haftet der Fremdling an Haut oder Schleimhaut. Das heißt, wenn er kann, denn Schleime stoßen den Fremdling ab, feine Härchen fegen ihn weg, der Darm rüttelt ihn ordentlich durch, und wenn der Harn fließt, muß sich der Eindringling schon sehr gut festhalten. Auch die Haut ist geschützt, nämlich durch ihren Säuremantel, den wir deshalb beim Waschen, Duschen und Baden mittels einer milden, hautverträglichen Seife erhalten sollten.

Überwindet der Keim diese ersten Barrieren und dringt ins Körperinnere ein, dann ist er dem vollen Angriff der Immunabwehr ausgesetzt. Die Abwehrzellen erkennen ihn sofort als fremd und attackieren den Eindringling mit allen Mitteln und Waffen. Entweder zersetzt ihn das Enzym Lysozym, das in Speichel, Tränen, Sekreten und anderen Körperflüssigkeiten vorkommt, oder die Salzsäure im Magen bringt den Keim um. Wenn das nicht hilft, verschlucken und verdauen ihn die Freßzellen. Vor diesen Angriffen muß sich der Eindringling schützen, etwa durch eine Kapsel oder sogenannte Resistenzen.

Bisher richtete sich die Abwehr des Wirtes gegen alle Krankheitserreger und Fremdlinge. Jetzt bildet er Antikörper, die spezifisch auf den eingedrungenen Keim gerichtet sind und ihn jagen. Die meisten Infektionserreger überleben diese Attacken nicht oder nur für kurze Zeit. Manche gehen allerdings als Sieger hervor. Entweder gibt sich der Keim als körpereigen aus. Dann erkennt ihn die Abwehr nicht als fremd und läßt ihn in Ruhe. Oder er verkleidet sich ständig neu, und die Abwehr muß immer wieder Antikörper bilden. Irgendwann reicht es ihr, und sie verliert das Rennen. Eine dritte Möglichkeit für den Keim besteht darin, sich an Orten zu verstecken, zu denen die Abwehr keinen Zugang hat. Das sind etwa Blutzellen oder Räume entlang den Nervenbahnen. Ganz heimtückische Eindringlinge benutzen dazu Abwehrzellen und zerstören diese.

## Infektionskrankheiten

Sie sind so alt wie die Menschheit. Hippokrates, der große griechische Arzt der Antike, vermutete als Ursache örtlich und zeitlich gehäuft auftretender Infektionen »Veränderungen« in der Luft, die sogenannten Miasmen. An Miasmen glaubten die Mediziner bis zum Ende des 19. Jh. Dabei wußte man da schon zweihundert Jahre lang von der Existenz der Kleinstlebewesen.

Als erster sah der holländische Tuchhändler Antoni van Leeuwenhoek (1632–1723) ein Bakterium. Leeuwenhoek stellte aus Liebhaberei einfache Mikroskope her, zu denen er auch die Linsen selber schliff. In einem Brief erwähnte er, daß er »sehr kleine Tierchen« in einem Pfefferaufguß sah. Später zeichnete er Bakterien, die aus dem Zahnschleim stammten. Zu ihrer Bedeutung äußerte er sich nicht. Die wissenschaftlich begründete Mikrobiologie begann mit Louis Pasteur (1822–1895). Er erarbeitete ihre Grundlagen. Robert Koch (1843–1910) fand den Erreger der Tuberkulose und der Cholera. Ihm gelang erstmals der Nachweis, daß Bakterien Krankheiten verursachen.

*Infektionskrankheiten entstehen durch das Eindringen von Mikroorganismen in den Menschen und ihre Vermehrung im Wirt. Sie sind übertragbar: entweder direkt von Mensch zu Mensch über die Luft oder als Tröpfcheninfektion oder indirekt über infizierte Gegenstände.*

# Bakterien – Pilze – Parasiten – Viren

Zu den Mikroorganismen zählen Bakterien, niedere Pilze, Einzeller unter den Parasiten und Viren. Man sieht sie nur mit Hilfe eines Mikroskops.

**Bakterien** unterscheiden sich in ihrem Aufbau grundlegend von Pflanze, Tier und Einzeller. Es sind sehr kleine Organismen mit runder oder kugelähnlicher Form (Kok-

ken), länglicher Form (Stäbchen), spiraliger oder fadenförmiger Form. Die meisten erreichen eine Länge von 0,5 bis 5 Mikrometern (ein Mikrometer ist ein tausendstel Millimeter). Anders als die echten Zellen besitzen Bakterien keinen Zellkern. Ihre Erbsubstanz liegt frei in der Zelle. Sie schützen sich mit einer festen Zellwand, einige auch mit Kapseln. Bakterien vermehren sich ungeschlechtlich, indem sie sich teilen. Möglicherweise wurden einige Bakterien im Laufe der Evolution zu festen Bestandteilen der tierischen und pflanzlichen Zellen. Zur besseren Übersicht teilen die Mikrobiologen die Bakterien in zwei große Gruppen ein: in grampositive und gramnegative Bakterien. Gram bezeichnet eine spezielle Färbemethode, die der dänische Internist und Pharmakologe Hans Christian Joachim Gram (1853–1938) entwickelte. Grampositive Bakterien färben sich unter dieser Behandlung dunkelblau, gramnegative werden rot.

**Pilze** gehören weder zu den Pflanzen noch zu den Tieren. Sie haben wie die Pflanzen eine starre Zellwand, ernähren sich aber wie die Tiere mit organischer Nahrung. Deshalb fühlt sich kaum ein Botaniker oder Zoologe für sie zuständig. In der Medizin sind Pilze wichtig als Erreger von Pilzerkrankungen, den sogenannten Mykosen, als Produzenten von Giftstoffen, als Verursacher allergischer Reaktionen und als Antibiotika-Hersteller.

**Parasiten** ( griech. = Schmarotzer) sind Einzeller, Würmer, Insekten und Milben, die auf, in oder von uns leben. Einzeller verursachen zahlreiche gefürchtete Tropenkrankheiten: Malaria, Schlafkrankheit, Amöbenruhr. Zu den Würmern gehören neben anderen die Erreger der Bilharziose sowie Leberegel, Band-, Maden- und Fadenwürmer. Läuse, Flöhe, Wanzen, Zecken und Blutegel können beim Blutsaugen gefährliche Krankheitserreger übertragen.

**Viren** sind extrem kleine Zellparasiten. Alleine kann das Virus nicht leben – es kann weder Energie gewinnen noch Eiweiße herstellen, hat überhaupt keinen eigenen Stoffwechsel, und nicht einmal vermehren kann es sich alleine. Viren zwingen ihren Wirt dazu, all das zu liefern, was sie brauchen. Anders als andere Organismen bestehen sie nicht aus Zellen und haben auch keine der üblichen Zellstrukturen. Viren besitzen nur eine Kapsel und die Erbsubstanz. Ihre Wirtszelle liefert die fertigen Virusteilchen, aus denen sie sich dann zusammensetzen.

Viren sind überall, und niemand kann ihnen entkommen. Sie werden beim Niesen oder Husten durch die Luft geschleudert, beim Händeschütteln weitergegeben, kleben an Fahrstuhlknopf und Türgriff, wie zum Beispiel das Influenza-Virus, oder man infiziert sich durch einen Kuß. Letzteres ist typisch bei Herpes-Viren.

Über kleinste Verletzungen der Haut oder Schleimhaut dringen Viren in das Körperinnere ein. Manche bleiben am Ort. Die Erreger des gewöhnlichen Schnupfens, die Rhinoviren, bleiben in der Nase. Andere breiten sich mit der Lymphflüssigkeit oder mit dem Blut über den ganzen Körper aus. Herpes-Viren wandern entlang den Nerven zu ihrem Zielorgan. An den Nerven kann sie die Immunabwehr nicht finden und angreifen.

Viren sind ihrem Wirt und damit also uns gegenüber immer feindlich gestimmt. Harmlose Viren gibt es nicht, allenfalls einige harmlose Krankheiten, weil unser Immunsystem sie beherrscht und sie nur geringe Symptome entwickeln. Einige Viren bleiben tatenlos in der Zelle, vermehren sich nicht und stören nicht die Funktion der Zelle. Es sind latente Infektionen. Herpes etwa kann lange Zeit in diesem Lauerzustand verharren, bis dann völlig unerwartet die unschönen Lippenbläschen auftauchen. Krebserzeugende Viren bleiben viele Jahre in Wartestellung, um dann die Wirts- in eine Tumorzelle zu verwandeln. Auch der Aids-Virus entfaltet nicht sofort nach der Infektion seine verheerenden Wirkungen.

Andere Viren sind recht aktiv und flink. Masern, Windpocken, Grippe und Erkältung breiten sich im Schneeballsystem aus. Nur wenige Tage nach der Infektion liegt der Patient krank im Bett. Die meisten seuchenartigen Erkrankungen gehen auf das Konto von Viren. Leicht kommt es zu bakteriellen Superinfektionen. Dann folgt auf den Virenangriff noch eine Bakterieninfektion. Die beste Vorbeugung vor Viruserkrankungen sind Schutzimpfungen und eine angemessene Hygiene.

## Häufige Viren in Mitteleuropa

| Virus | Krankheit |
|---|---|
| Adenoviren | Erkältung, Grippe, Augeninfektion, Durchfall bei Kleinkindern |
| Caliciviren | Magen-Darmentzündung bei Kindern |
| Herpes | Mehrere hundert Varianten; Lippenbläschen und andere völlig unterschiedliche Krankheitsbilder |
| Hepatitis | Gelbsucht |
| HIV | Aids |
| Papilloma-Viren | Warzen |
| Paramyxoviren | Masern, Mumps |
| Polio | Kinderlähmung |
| Rabiesvirus | Tollwut |
| Rhinoviren | Schnupfen |
| Rotaviren | Durchfall bei Kleinkindern |
| Rubella-Virus | Röteln |
| Varicella-Virus | Windpocken |

## Antibiotika

Im Sortiment der Apotheker stehen vielfältige Mittel gegen Bakterien, Pilze, Parasiten und Viren, aber keines ist gegen alle Erreger wirksam. Antibiotika blockieren zwar den Stoffwechsel der Bakterien, sind gegen Viren jedoch unwirksam. Nebenwirkungen sind nicht selten. Etwa jeder zwölfte mit Antibiotika behandelte Patient zeigt eine allergische Reaktion oder leidet unter Durchfall. Je häufiger Antibiotika eingesetzt werden, desto weniger wirken sie, die Erreger werden resistent.

Die verwendeten Antibiotika unterscheiden sich zum Teil beträchtlich. Breitbandantibiotika helfen bei recht vielen und auch unterschiedlichen Bakterien. Antibiotika mit schmalem Wirkungsspektrum nützen nur dann, wenn grampositive Bakterien die Krankheit verursacht haben. Der Arzt muß jeweils ein für die Krankheit und ihren Erreger passendes Antibiotikum auswählen.

Viren lassen sich mit Medikamenten kaum bekämpfen, weil das Virus in einer Körperzelle des Wirtes sitzt. Alles, was gegen Viren wirksam ist, schädigt damit auch die Wirtszelle. Zudem verhindern Medikamente nur, daß sich die Erkrankung weiter ausbreitet. Für die Viren selbst ist die Immunabwehr zuständig. Pilzerkrankungen sind schwierig zu behandeln und sehr langwierig, denn nur selten ist der genaue Erreger bekannt. Antibiotika haben keine Wirkung.

# Warum Grapefruitkern-Extrakt?

Der Extrakt aus dem Grapefruitkern ist ein ideales Mittel gegen Mikrobenbefall:

- ▶ Er wirkt gegen zahlreiche Mikroben.
- ▶ Er wirkt ausreichend stark.
- ▶ Es sind keinerlei giftige Wirkungen bekannt.
- ▶ Er schwächt nicht die Immunabwehr.
- ▶ Er läßt die nützliche Bakterienflora intakt.
- ▶ Er ist ein Naturprodukt.
- ▶ Er löst keine Allergien aus.

## Grapefruitkern-Extrakt wirkt gegen zahlreiche Mikroben

Antibiotika besiegen Bakterien, nicht aber Pilze. Umgekehrt lassen Anti-Pilz-Mittel die Bakterien in Ruhe. Gleiches gilt für Medikamente bei Parasitenbefall. Die Viren sind fast nicht zu packen. Keine Arznei wirkt gegen Krankheitserreger aus allen Gruppen.

Das wird zum Problem, wenn bei einer Erkrankung der genaue Erreger unbekannt ist, was nicht selten vorkommt. Sehr oft steckt hinter der Erkrankung nicht ein einzelner Erreger, sondern sie hat mehrere. Rhinoviren beispielsweise verursachen den Schnupfen. Wenn bestimmte Bakterien dazukommen, wird aus dem Schnupfen schnell eine Nebenhöhlenentzündung. Ein kombiniertes Mittel gegen Viren und Bakterien wäre hilfreich, gibt es aber bislang nicht. Auch kann es passieren, daß die Symptome einer Pilzinfektion denen einer bakteriellen oder viralen Infektion ähneln. Der Arzt stellt eine Fehldiagnose und behandelt falsch.

Anders sind die Verhältnisse beim Grapefruitkern-Extrakt. Er ist wirksam gegen rund 800 Bakterien- und Virenstämme, fast 100 Pilzstämme und eine große Anzahl einzelliger Parasiten. Im Detail: 249 Staphylokokken-Arten, 232 Enterokokken-Arten, 77 Enterobakterien-Arten, 22 Klebsiella-Arten, 18 Proteus-Arten, 71 Hefepilz-Stämme und 22 Schimmelpilz-Stämme. Das konnten mehrere Forschungsinstitute unabhängig voneinander nachweisen. Mit Grapefruitkern-Extrakt ist die Wahrscheinlichkeit, den tatsächlichen Erreger zu fassen, recht hoch.

## Grapefruitkern-Extrakt wirkt ausreichend stark

Der Extrakt entfaltet seine Wirkung bereits bei einer Verdünnung von 1:1000. Das entspricht acht Tropfen Extrakt auf ein Glas Wasser. Vor einigen Jahren untersuchte ein Forscherteam die Wirkung des Grapefruitkern-Extrakts an mehr als 700 Bakterienstämmen und verglich sie mit der Wirkung von 30 Antibiotika. In einem zweiten Versuch testeten die Wissenschaftler den Extrakt an rund 90 Pilzstämmen und verglichen seine Wirkung mit der von 18 Anti-Pilz-Medikamenten. Die Ergebnisse fielen bei beiden Versuchen gleich positiv für den Grapefruitkern-Extrakt aus. Er zeigte sich allen getesteten Mitteln ebenbürtig.

Andere Studien beschäftigten sich mit der desinfizierenden Wirkung des Grapefruitkern-Extrakts. Die Ergebnisse überraschten selbst die Forscher: Grapefruitkern-Extrakt erwies sich als zehn- bis hundertmal effektiver als die handelsüblichen Desinfektionsmittel Silberoxyd, Chlorbleichmittel oder Jod. Getestet wurden der Hefepilz *Candida albicans* und die Bakterien *Staphylococcus aureus*, *Salmonella typhi*, *Streptococcus faecium* und *Escherichia coli*.

## Vom Grapefruitkern-Extrakt sind keinerlei giftige Wirkungen bekannt

Grapefruitkern-Extrakt ist nicht toxisch (giftig). Bisher wurden keinerlei gesundheitliche Gefahren oder gar Vergiftungsfälle bekannt. Das ist auch fast unmöglich, denn pro Kilogramm Körpergewicht müßte man mindestens fünf Gramm Grapefruitkern-Pulver zu sich nehmen; erst dann käme es zu einer gefährlichen Vergiftung. Einen Vergleichswert ermittelten Forscher an Mäusen und Ratten und rechneten die Mengen dann auf den Menschen hoch.

Ein ausgewachsener Mann mit 80 Kilogramm Gewicht müßte also etwa 400 Gramm Grapefruit-Pulver verzehren oder 1,3 Liter Extrakt trinken, um sich zu vergiften. Wenn man von der empfohlenen Dosis von zehn bis zwölf Tropfen ausgeht, dann entspräche das der 4000fachen Dosierungsmenge.

Selbst bei Dauergebrauch ist es schwer, sich mit Grapefruitkern-Extrakt einen Schaden zuzufügen. In einem Versuch zur chronischen Giftigkeit des Extrakts erhielten ausgewachsene Ratten zwölf Monate lang täglich zusammen mit dem Futter eine Dosis Grapefruitkern-Extrakt. Geringe Mengen schadeten ihnen überhaupt nicht, und erst bei einer täglichen Dosis von fast drei Gramm Extrakt pro Kilogramm Körpergewicht starben einige Ratten. Auf den Menschen hochgerechnet heißt das: Unser 80-Kilogramm-Mann müßte ein Jahr lang täglich vier Gläser, also etwa 800 Milliliter, Extrakt trinken, um sich umzubringen.

## Grapefruitkern-Extrakt schwächt nicht die Immunabwehr

Zahlreiche Medikamente setzen die körpereigene Abwehr schachmatt. Statt das Immunsystem zu stärken, wird es nahezu stillgelegt, und die harte Chemie übernimmt den Hauptkampf gegen die Infektionserreger. Nicht so der Grapefruitkern-Extrakt. Er wurde schon bei verschiedenen Immunschwäche-Krankheiten mit Erfolg eingesetzt. Der Extrakt entlastet das Immunsystem. Eine Behandlung mit Grapefruitkern-Extrakt hilft der Abwehr dank seiner breitgefächerten antimikrobiellen Aktivität.

## Grapefruitkern-Extrakt läßt die nützliche Bakterienflora intakt

Ein Antibiotikum tötet mehr Bakterien ab, je unspezifischer es wirkt – und damit tötet es auch all die nützlichen Helfer in unserem Darm. Wieder ist der Extrakt aus Grapefruitkernen überlegen, denn bei normaler Dosierung bleiben wichtige Darmbakterien erhalten. Die Milchsäurebakterien läßt er unangetastet. Weil gleichzeitig eventuell vorhandene Hefepilze und andere Krankheitserreger vernichtet werden, kann die nützliche Darmflora noch besser gedeihen als vor der Behandlung.

## Grapefruitkern-Extrakt ist ein Naturprodukt und löst keine Allergien aus

In unserer Zeit nehmen Allergien immer mehr zu. Etwa drei bis fünf Prozent aller Menschen sind gegen Zitrusfrüchte allergisch, und möglicherweise reagieren sie auch empfindlich auf Grapefruitkern-Extrakt. Allerdings konnten bislang keine allergischen Reaktionen bei der Anwendung festgestellt werden. Auch andere Gegenanzeigen oder Nebenwirkungen sind nicht bekannt, weder bei einer kurzfristigen Anwendung noch bei einer Langzeittherapie.

# Grapefruitkern-Extrakt richtig verwenden

## Die richtigen Mengen

Wenn Sie Grapefruitkern-Extrakt kaufen, erhalten Sie ihn meist als Verdünnung aus einem Drittel Grapefruit-Basis-Extrakt und zwei Dritteln Glycerin oder Wasser. Der Grapefruit-Basis-Extrakt selbst besteht zu 60 Prozent aus Grapefruitkern-Extrakt und zu 40 Prozent aus Glycerin. Auf der Verpackung steht manchmal die Angabe: 33% Wirkstoffgehalt. Dann haben Sie genau die oben genannte Verdünnung. Genaugenommen enthält diese Lösung erheblich weniger Grapefruitkern-Extrakt als angegeben, weil der Basis-Extrakt ja bereits verdünnt ist.

In den folgenden Anwendungsvorschlägen finden Sie als Maß die Anzahl von Tropfen. Meist benötigen Sie nur einige wenige Tropfen Grapefruitkern-Extrakt. 30 Tropfen entsprechen einem Milliliter. Auf einen Teelöffel passen etwa 150 Tropfen, ein Eßlöffel faßt das Doppelte, also 300 Tropfen, was 10 Millilitern entspricht. Den Extrakt gibt es auch als Pulver: 100 Milligramm Pulver sind soviel wie zehn bis zwölf Tropfen flüssiger Extrakt.

Wenn Sie sich nicht sicher sind, welche Verdünnung Ihnen vorliegt, fragen Sie in der Apotheke oder im Reformhaus nach.

*Achten Sie beim Kauf des Extrakts auf Qualität. Nicht alles, was angeboten wird, ist wirklich natürlich. Einige Hersteller verwenden nicht nur die Kerne, sondern auch das Fruchtfleisch der Grapefruit. Andere bearbeiten die Ausgangsstoffe auf chemische Weise. Dabei können unerwünschte Verbindungen entstehen, die in einem Naturprodukt nichts zu suchen haben und Ihnen möglicherweise sogar schaden. Fragen Sie nach und lassen Sie sich vom Apotheker oder im Reformhaus beraten.*

## Dies sollte man bei der Anwendung beachten

➡ Benutzen Sie Grapefruitkern-Extrakt nicht unverdünnt und bringen Sie ihn auch niemals unverdünnt auf die Schleimhäute. Das kann sehr schmerzhaft werden. Kommt es zu Hautreizungen, so waschen Sie den Extrakt mit Wasser ab.

➡ Bringen Sie den Extrakt nicht in die Augen. Grapefruitkern-Extrakt kann – auch verdünnt – zu starken Reizungen führen. Im Notfall spülen Sie die Augen reichlich mit warmem Wasser aus und suchen Sie gegebenenfalls Ihren Arzt oder Ihre Ärztin auf.

→ Sollten Sie versehentlich einmal zuviel Grapefruitkern-Extrakt einnehmen, dann trinken Sie reichlich Wasser nach.

→ Halten Sie den Extrakt von Kindern fern. Schließen Sie ihn im Apothekenschrank ein. Grapefruitkern-Extrakt mag es möglichst dunkel und kühl, dann hält er sich lange frisch.

→ Selbsttherapie kann immer nur der (meist ausreichende) erste Schritt sein. Wenn die Behandlung jedoch erfolglos bleibt oder wenn die Symptome sich verschlimmern, so gehen Sie unbedingt zu Ihrem Arzt oder zu Ihrer Ärztin. Nur die Mediziner können eine sichere Diagnose stellen.

→ Testen Sie vor dem Gebrauch, ob Sie den Extrakt vertragen. Patienten, die allergisch auf Zitrusfrüchte reagieren, können auch eine größere Empfindlichkeit gegen den Extrakt entwickeln. Lassen Sie einige Tropfen Grapefruitkern-Extrakt auf den Handrücken einwirken, um Ihre Empfindlichkeit zu testen. Beginnen Sie bei einer inneren Anwendung mit der niedrigsten Dosis: ein Tropfen Extrakt auf ein Glas Wasser.

→ Das Grapefruitkern-Extrakt-Pulver ist verträglicher.

## So verwenden Sie äußerlich Grapefruitkern-Extrakt

### Grapefruitkern-Extrakt direkt anwenden:

Bei Schmerzen, Wunden, Hautproblemen und Insektenstichen können Sie den Extrakt direkt auftragen. Dazu geben Sie einige Tropfen des Extrakts auf Ihre Fingerspitzen und massieren ihn in die betroffene Hautstelle ein.

→ *Grapefruitkern-Extrakt lindert den Schmerz, desinfiziert und beschleunigt den Heilungsprozeß.*

### Grapefruitkern-Extrakt im Vollbad:

Ein Vollbad beruhigt und entspannt. Wenn Sie Ihrem Badezusatz den Extrakt beimischen, wirkt er doppelt: zum einen direkt auf die Haut, zum anderen indirekt über die eingeatmeten Dämpfe.

→ *Grapefruitkern-Extrakt hilft bei Hautausschlägen und Ekzemen, belebt und gleicht die Seele aus.*

---

**T I P**

*Stellen Sie Ihren Grapefruitkern-Extrakt selbst her. So geht's: Grapefruits essen. Die Kerne sammeln und im Backofen bei 40 bis 50 Grad Celsius gut trocknen lassen. Getrocknete Kerne in einer Getreidemühle mahlen. Sie erhalten ein feines Mehl aus den zermahlenen Innenkernen und den Kernhüllen. Durch ein engmaschiges Haushaltssieb schütteln. Dann haben Sie Ihr Pulver. Wenn Sie es mit Glycerin verdünnen, haben Sie den handelsüblichen Grapefruitkern-Extrakt.*

## Grapefruitkern-Extrakt im Hand- und Fußbad:

Nach einem arbeitsreichen Tag entspannt und pflegt ein Fußbad mehr denn je. Wenn Sie 30 bis 50 Tropfen Extrakt zugeben, hat das kleine Bad zusätzlich eine heilende Wirkung.

➡️ *Grapefruitkern-Extrakt bekämpft Fuß- und Nagelpilz und hilft bei Schweißfüßen.*

## Spülungen mit Grapefruitkern-Extrakt im Genitalbereich:

Diese Spülungen eignen sich zur Behandlung und zur Vorbeugung gegen Erkrankungen und Infektionen im Genitalbereich. Geben Sie dazu ein bis drei Tropfen auf 1/4-Liter-Glas Wasser.

➡️ *Grapefruitkern-Extrakt lindert Juckreiz, hilft bereits bestehende Infektionen zu heilen, beugt Infektionen und Entzündungen vor.*

## Mundspülung mit Grapefruitkern-Extrakt:

Die Mundspülung zählt zu den vorbeugenden Maßnahmen der Zahnpflege. Sie verhindert Mundgeruch, beseitigt schädigende Keime und kann gegebenenfalls den Zahnarztbesuch verhindern. Geben Sie fünf bis zehn Tropfen Grapefruitkern-Extrakt in das Zahnputzwasser. Gurgeln und spülen Sie mindestens dreimal täglich.

➡️ *Grapefruitkern-Extrakt desinfiziert die Mundhöhle, heilt bereits entzündete Stellen, beseitigt Mundgeruch und verschafft einen gesunden, frischen Atem.*

## Körperlotions aus Grapefruitkern-Extrakt und anderen Ölen:

Der Extrakt läßt sich mit Pflanzenölen gut vermischen, etwa mit Mandel-, Oliven-, Sesam- oder Avocadoöl. Mandelöl eignet sich besonders gut für empfindliche Haut, also auch für die Pflege von Baby und Kleinkind. Die Lotion wird schnell durch die Haut aufgenommen, die sich danach glatt und weich anfühlt. Avocadoöl ist ein fettes Öl und enthält reichlich Vitamin A und E. Es ist ideal für die Pflege trockener Haut.

➡️ *Lotions mit Grapefruitkern-Extrakt desinfizieren; sie lindern Hautprobleme und beschleunigen den Heilungsprozeß bei Hauterkrankungen.*

## Kosmetika und Pflegemittel mit Grapefruitkern-Extrakt:

Sie können den Extrakt einfach in Ihre fertig gekauften Produkte mischen, sei es in Zahncreme, Haarwaschmittel oder -spülung, Gesichts- oder Rasierwasser oder in die Pflegecreme. Ein geringfügiger Zusatz des Grapefruitkern-Extrakts verschafft zusätzliche Frische und desinfiziert auf sanfte Weise. Vor allem wenn Sie zu Pickeln oder Akne neigen, werden Sie gesünder, vitaler und schöner. Zum Zähneputzen vermischen Sie ein bis zwei Tropfen Grapefruitkern-Extrakt mit der Zahncreme oder geben ihn auf die angefeuchtete Zahnbürste.

➡️ *Pflegemittel mit Grapefruitkern-Extrakt wirken antiseptisch.*

## Tips zur inneren Anwendung

→ In den allermeisten Fällen reicht zwei- bis dreimal täglich eine Dosis von drei bis 15 Tropfen Grapefruitkern-Extrakt in einem vollen Glas Wasser.

→ Verrühren Sie den Extrakt gründlich. Schmeckt er Ihnen dann immer noch zu bitter, so geben Sie den Extrakt in ein Glas Fruchtsaft.

→ Pulver schmeckt weniger bitter, wirkt aber nicht ganz so gut wie die Tropfen.

→ Beginnen Sie mit einer niedrigen Dosis und steigern Sie sie langsam. Anfangs kann es zu einem leichten Unwohlsein kommen, oder Sie fühlen sich einfach müde. Das rührt daher, daß die Krank- heitserreger Gifte freisetzen, wenn sie absterben. Gegebenenfalls verringern Sie dann die Dosis.

→ Trinken Sie reichlich Wasser. Ihr Körper muß bei einer Kur mit Grapefruitkern- Extrakt größere Mengen Toxine verar- beiten. Mit viel Flüssigkeit erleichtern Sie Ihren Nieren die Entgiftung.

→ Empfindliche Mägen reagieren gern mit Abwehrgefühlen. Wenn Sie dergleichen verspüren, nehmen Sie den Extrakt nach dem Essen ein, er ist dann verträglicher. Das Gefühl legt sich nach einigen Tagen.

## Babypflege

Babyhaut ist extrem empfindlich. Nie wie- der im Leben ist die Haut so zart und so weich wie in den ersten Lebensmonaten. Sie bedarf deshalb einer ganz besonderen Pflege mit hautverträglichen Seifen, milden Ölen und sanften Haarshampoos. Der Popo braucht viel frische Luft. Lassen Sie Ihr Kind so oft wie möglich nackt liegen und strampeln, das verhindert Windelausschlag, Soor und einen wunden Po.

Infektionen beugen Sie durch eine ange- messene Hygiene vor. Desinfizieren Sie regelmäßig die Schnuller und Sauger – am besten mit dem natürlichen Grapefruitkern- Extrakt. Waschen Sie alle vier Wochen das Spielzeug ab, das Ihr Baby in den Mund nimmt. Geben Sie in das Waschwasser eini- ge Tropfen Extrakt.

Wenn eine Behandlung Ihres Babys mit Grapefruitkern-Extrakt nötig sein sollte – etwa bei Soor –, dann dosieren Sie bitte äußerst vorsichtig. Beginnen Sie langsam und beobachten Sie sehr sorgfältig, wie Ihr Kind reagiert. Verwenden Sie nie den puren Grapefruitkern-Extrakt!

## Erste Hilfe

**Schnittwunden, Hautabschürfungen und Kratzer:**
Reinigen Sie die Wunde mit klarem Wasser

und lassen Sie sie ausbluten. Dabei werden die meisten Schmutzpartikel und Keime herausgespült. Zum besseren Verheilen geben Sie dann mehrmals täglich einige Tropfen Grapefruitkern-Extrakt mit Wasser verdünnt auf die Wunde und beträufeln Sie zusätzlich das Pflaster mit dem Extrakt. Große, stark blutende Wunden sind stets ein Fall für den Arzt. Verwenden Sie gegebenenfalls Mulltupfer, die sich problemlos wieder von der Wunde lösen.

### Kleinere Verbrennungen und Sonnenbrand:

Verbrennungen – Sonnenbrand gehört dazu – teilt man je nach Schwere in drei Grade ein. Verbrennungen ersten Grades sind die kleineren Unfälle. Die Haut ist gerötet und schmerzt, nach einiger Zeit löst sich die Oberhaut. Bei einer Verbrennung zweiten Grades bilden sich Bläschen mit einer klaren Flüssigkeit. Die Schmerzen werden stärker, und die Bläschen platzen auf. Fast immer bleiben Narben zurück. Im schlimmsten Fall stirbt das befallene Gewebe ab. Das ist dann eine Verbrennung dritten Grades. Schwere Verbrennungen erfordern immer die Hilfe eines Arztes. Kleinere Brandwunden können Sie selber behandeln, etwa mit Grapefruitkern-Extrakt-Salbe oder -Hautspray. Tragen Sie jedoch nie den puren Extrakt auf.

Ein Sonnenbrand entsteht durch übermäßige Einwirkung von UV-Strahlen. Die Haut wird krebsrot, bildet Blasen und löst sich ab. Um Infektionen vorzubeugen, massieren Sie sich mehrmals täglich eine Lotion aus einigen Tropfen Grapefruitkern-Extrakt und Avocado-, Mandel- oder Olivenöl ein.

### Insektenstiche und –bisse:

Sie gehören zu warmen Sommerabenden wie die Schlagsahne zur Erdbeere: die Schnaken. Das Heer stechender, beißender und saugender Bösewichte ist groß. Im Wald lauern Zecken, am Ufer die Blutegel. Wespen umschwirren den Zwetschgenkuchen, und die Ameisen verfolgen uns bis ins Haus. Geben Sie auf die Bißstelle oder den Einstich einen Tropfen Extrakt und verreiben Sie ihn sanft. Zum Entfernen von Zecken und Blutegeln geben Sie Grapefruitkern-Extrakt direkt auf das Insekt. Es läßt sich dann von allein abfallen. Grapefruitkern-Extrakt lindert Schmerz und Juckreiz und beugt Entzündungen und Infektionen vor.

### Blasen:

Fast jeder hatte schon mal Blasen an den Füßen nach einer langen Wanderung oder bei neuen Schuhen. Sie entstehen durch mechanische Reibung. Die oberste Hautschicht löst sich ab, und unter ihr sammelt sich Wundflüssigkeit. Geben Sie Grapefruitkern-Extrakt direkt auf die Blase, das lindert den Schmerz und beugt einer Entzündung vor. Sie können auch ein mit dem Extrakt getränktes Pflaster auf die Blase kleben. Wenn Sie die Blase aufstechen, kann das zu bösen Entzündungen führen.

# Beugen Sie Infektionen vor

Eine vorbeugende Kur empfiehlt sich immer dann, wenn Krankheiten drohen. Etwa, wenn eine neue Grippewelle anrollt oder wenn Sie ständig unter Streß stehen. Auf Dauer hält das niemand unbeschadet durch, die Abwehr läßt nach. Dann steigt die Anfälligkeit für Infektionen. Chronische Krankheiten und Allergien schwächen ebenfalls die Abwehr. Urlaubsreisen in tropische Länder stellen ganz besondere Herausforderungen an das Immunsystem.

Eine Kur sieht folgendermaßen aus: Nehmen Sie einmal täglich fünf Tropfen Extrakt in einem Glas Wasser oder Fruchtsaft ein. Zusätzlich sollten Sie täglich eine halbe Grapefruit essen oder ein Glas frisch gepreßten Grapefruitsaft trinken. Mit reichlich Vitamin C stärken Sie Ihre Immunabwehr. Wenn Ihnen das nicht reicht, nehmen Sie täglich zwei- bis dreimal 3–15 Tropfen Grapefruitkern-Extrakt mit einem Glas Wasser oder Fruchtsaft ein.

## Faktoren, die die Immunabwehr schwächen

| | |
|---|---|
| Streß | Lärm, künstliches Licht, Unruhe, Computerarbeit |
| Umweltgifte | Luftschadstoffe, Zusatzstoffe in Lebensmitteln, Amalgamfüllungen |
| Ernährung | Nahrungsmittelzusätze und -rückstände, einseitige Ernährung, zu viele Kalorien, Protein- oder Vitamin-Defizit, mangelhafte Verdauung, Bewegungsmangel |
| Genuß-Gifte | Alkohol, Nikotin, Drogen, Medikamente |
| Allergene | Hausstaub, Pollen, Haustiere u.a. |
| Infektionen | Soor, Hautpilzerkrankungen, Parasitosen, chronische Streptokokken- oder Virusinfektionen |
| Psyche | Verkrampfungen, Ängste, Frustrationen, Kommunikationsmangel, Einsamkeit, Leistungsdruck, psychische Reizüberflutung |

# Heilen mit Grapefruitkern-Extrakt

Grapefruitkern-Extrakt kann die gesunde und nebenwirkungsfreie Alternative zu Antibiotika und synthetischen Medikamenten sein. Er hilft überall dort, wo Bakterien, Viren, Pilze oder Parasiten aktiv sind – sei es, daß die Gefahr einer Infektion besteht oder daß die Erreger bereits eine Erkrankung hervorgerufen haben. Der Extrakt tötet die Keime ab und schafft die Voraussetzungen für eine Heilung. Die Anwendungsmöglichkeiten sind breit gefächert und reichen von Akne über Darminfekte und Genitalinfektionen bis zur Zahnfleischentzündung. Grapefruitkern-Extrakt läßt sich gut mit anderen natürlichen Heilmitteln kombinieren, in vielen Fällen steigert er deren Wirkung.

## Infektionen und Entzündungen im Hals-Nasen-Ohren-Bereich

### Zahnfleischentzündung (*Gingivitis*):

**Symptome:** Das Zahnfleisch ist gerötet, leicht geschwollen und blutet schnell, vor allem beim Zähneputzen.
**Krankheit:** Ursache sind die Plaque-Bakterien. Sie scheiden Stoffwechselprodukte aus, die das Zahnfleisch angreifen. Die Entzündung kann sich in die Tiefe ausbreiten; das Zahnfleisch löst sich vom Zahn, und es entstehen sogenannte Zahnfleischtaschen. Das sind kleine Nischen, in denen sich Speisereste ablagern und die deshalb einen hervorragenden Lebensraum für krankmachende Bakterien bieten. Wurzelhaut und Knochen werden geschädigt, das abgelöste Zahnfleisch legt die Zahnhälse frei. Im schlimmsten Fall kann es zum Zahnausfall kommen.
**Behandlung:** 1–2 Tropfen Grapefruitkern-Extrakt auf die angefeuchtete Zahnbürste geben. Zum Ausspülen 5–10 Tropfen in den Zahnputzbecher schütten. Zahnbürste regelmäßig reinigen und alle drei Monate wechseln.

### Mundschleimhautentzündung (*Stomatitis catarrhalis*):

**Symptome:** Gerötete, angeschwollene Mundschleimhaut, manchmal mit Blutungen, Mundgeruch und vermehrter Speichelbildung. Leichtes Fieber und Appetitlosigkeit.
**Krankheit:** Bakterien, Viren oder Pilze können die Entzündung verursachen. Sie kann aber auch durch eine Zahnfleischentzündung ausgelöst werden.

**Behandlung:** Mundspülungen mit Grapefruitkern-Extrakt (siehe Seite 26).

## Mundaphthen (*Stomatitis aphthosa*):

**Symptome:** Die Symptome gleichen denen der Mundschleimhautentzündung, sind allerdings um einiges schwerer. Hinzu kommen auf der Zunge linsengroße, gelblich-weiße Beläge, Fieber, Schmerzen, übler Mundgeruch und Speichelfluß. Essen und Trinken sind kaum möglich, die Lymphdrüsen sind geschwollen, und die Haut um den Mund herum ist infiziert.

**Krankheit:** Aphthen sind sehr schmerzhafte, kleine, durch Herpes-Viren hervorgerufene Geschwüre in der Mundschleimhaut. Häufig erkranken Kleinkinder an Aphthen, weil sie noch gerne alles in den Mund nehmen. Die Krankheit ist sehr ansteckend!

**Behandlung:** Mehrmals täglich den Mund ausspülen. Dazu zehn Tropfen Grapefruitkern-Extrakt auf ein Glas Wasser geben. Die Aphthen mit einer Mischung von zwei Tropfen Extrakt auf einen Eßlöffel Wasser bestreichen. Benutzen Sie dazu ein Wattestäbchen oder einen kleinen Pinsel. Reinigen Sie täglich die Zahnbürste mit Extrakt (dazu geben Sie zehn Tropfen Extrakt in ein Glas Wasser und stellen die Bürste mindestens 15 Minuten hinein) und wechseln Sie sie jede Woche.

## Mundfäule (*Stomatitis ulcerosa*):

**Symptome:** Große, schmierig belegte Geschwüre rund um kariöse Zähne, erhebliche Störung des Allgemeinbefindens.

**Krankheit:** Mundfäule ist die schwerste und unangenehmste Form einer Mundschleimhautentzündung. Essen ist völlig unmöglich. Arzt und Zahnarzt müssen nach den Ursachen forschen, denn schlimmstenfalls können die Zähne ausfallen.

**Behandlung:** Wie Aphthen.

## Mittelohrentzündung (*Otitis media*):

**Symptome:** Hartnäckige pulsierende Ohrenschmerzen, gelegentlich läuft Flüssigkeit aus dem Ohr heraus, Fieber.

**Krankheit:** Ohrenschmerzen liegt häufig eine Mittelohrentzündung zugrunde. Sie verläuft meist harmlos und ist nach wenigen Tagen ausgestanden. Weil bei Kleinkindern der Gehörgang noch besonders kurz ist, leiden gerade sie oft unter dieser Erkrankung. Die Schmerzen entstehen dadurch, daß im Mittelohr Eiter eingeschlossen ist und nirgendwohin abfließen kann. Die Entzündung kann auf die benachbarten Schädelknochen übergreifen, daher Gefahr der Hirnhautentzündung!

**Behandlung:** Zehn Tropfen Grapefruitkern-Extrakt mit einem Eierbecher Glycerin oder Öl gut verrühren. Träufeln Sie einige Tropfen davon ein- bis zweimal in die Ohren. Verwenden Sie nur verdünnten Extrakt. Erkrankte Kinder müssen zum Arzt, Erwachsene bei Fieber, starken Schmerzen, Ohrausfluß und Erbrechen.

## Schnupfen (*Rhinitis*):

**Symptome:** In den Nasengängen wird ständig Schleim produziert, die Nasenschleim-

haut schwillt an, die Nase verstopft. Kribbeln in der Nase, häufiges Niesen.
**Krankheit:** Erreger sind verschiedene Virus-Arten. Schnupfen ist lästig, aber meist harmlos. Dauert er länger als sieben Tage, so besteht der Verdacht auf eine Nebenhöhlenentzündung.
**Behandlung:** Nase mehrmals täglich betupfen mit einer Lösung aus drei Tropfen Grapefruitkern-Extrakt auf einen Eierbecher Wasser. Zusätzlich Kur und Aromatherapie.

### Nasennebenhöhlenentzündung (*Sinusitis*):

**Symptome:** Schnupfen dauert länger als eine Woche, grünlichgelbes Sekret läuft aus der Nase, Kopfschmerzen, Fieber, Mattigkeit und schlechter Atem. Schmerzen über der entzündeten Nebenhöhle, etwa am Oberkiefer und an den Zähnen bei einer Kieferhöhlenentzündung oder hinter und über den Augen bei einer Stirnhöhlenentzündung.
**Krankheit:** Da die Nasenhöhle mit Hohlräumen im Schädel verbunden ist, den sogenannten Nebenhöhlen, sind schwere Folgeinfektionen wie Ohrenentzündung und in seltenen Fällen Hirnhautentzündung nicht auszuschließen. Häufig sind kranke oder faule Zähne der Auslöser einer *Sinusitis*.
**Behandlung:** Mehrmals täglich Nasenspülung mit einer Mischung aus drei Tropfen Grapefruitkern-Extrakt auf einen Eierbecher lauwarmes Wasser. Träufeln Sie die Mischung in beide Nasenlöcher. Kräftig einatmen, ausschnauben. Zur Ergänzung Kur und Aromatherapie mit dem Extrakt.

### Halsentzündung (*Angina*):

**Symptome:** Starke Schmerzen, Schluckbeschwerden, Probleme bei der Atmung.
**Krankheit:** Halsschmerzen treten regelmäßig bei Erkältungskrankheiten auf. Möglicherweise auch Rachen-, Mandel- oder Kehlkopfentzündung.
**Behandlung:** Mehrmals täglich zehn Tropfen Grapefruitkern-Extrakt in ein Glas lauwarmes Wasser geben und damit gurgeln. Zusätzlich 3–15 Tropfen Extrakt in einem Glas Wasser oder Fruchtsaft einnehmen. Essen Sie täglich eine halbe Grapefruit zur Stärkung der Immunabwehr. Aromatherapie mit Grapefruit erleichtert die Atmung.

# Erkältungskrankheiten

Etwa 30 verschiedene Virus-Arten lösen Erkältungen aus. Diese treten gehäuft im Frühjahr und Herbst auf. Der Körper ist dann durch die jahreszeitlich bedingte Umstellung gefordert, das Abwehrsystem ist geschwächt, und wir sind anfällig für Virusinfektionen. Die Wintergrippe ist meist eine Folge von zu trockener Luft während der Heizperiode, die Sommergrippe geht zurück auf Klimaanlagen und Zugluft. In allen Fällen haben Viren gute Chancen, das Immunsystem zu überlisten. Eine Erkältung kündigt sich meist mit Husten und Halsschmerzen an.

### Grippaler Infekt (*Katarrh*):

**Symptome:** Husten, Schnupfen, Heiserkeit,

Niesen, Halsweh, Kopf- und Gliederschmerzen, Abgeschlagenheit und Fieber.
**Krankheit:** Harmlose Variante der Grippe.
**Behandlung:** Behandelt werden die Einzelerkrankungen, also Schnupfen, Husten u.a.

### Grippe (*Influenza*):
**Symptome:** Ähnlich wie beim grippalen Infekt, Symptome sind aber stärker ausgeprägt. Zusätzlich Schüttelfrost, hohes Fieber, Mattigkeit.
**Krankheit:** Ernstzunehmende akute fieberhafte Infektionskrankheit. Die Influenza-Viren werden durch Tröpfcheninfektion übertragen. Bakterielle Folgeinfektionen oder Kreislaufkollaps sind möglich.
**Behandlung:** Trinken Sie ein- bis zweimal täglich fünf Tropfen Grapefruitkern-Extrakt in einem Glas Wasser. Heißes Vollbad mit Zusatz von 20 Tropfen Extrakt. Aromatherapie lindert die Begleiterscheinungen. Stärken Sie Ihre Abwehr mit Grapefruit.

# Infektionen an Lippen, Haut und Nägeln

### Lippenbläschen (*Herpes simplex*):
**Symptome:** Entzündete, bläschenartige Wunden an den Lippen, die häufig bluten und dann verkrusten. Schmerzhaft.
**Krankheit:** Die unangenehmen und unästhetischen Bläschen werden durch Herpes-Viren hervorgerufen. Die Übertragung erfolgt durch Berührung (Kuß) oder Tröpfcheninfektion (Husten, Niesen). Die

Erreger sind hoch infektiös. Jeder zweite infizierte Mensch behält das Virus sein Leben lang. Die Viren lauern in Warteposition; bei einem Auslöser – Streß, Infektionen, Medikamenten, starker Sonnenbestrahlung und Zugluft – werden sie reaktiviert und bilden die Lippenbläschen.
**Behandlung:** Zwei- bis dreimal täglich einige Tropfen Grapefruitkern-Extrakt mit einem Eßlöffel Öl vermischen und mit Tupfer oder Wattestäbchen auf die betroffenen Stellen auftragen. Über Nacht einwirken lassen.

### Akne (*Acne*):
**Symptome:** Pickel und Mitesser im Gesicht, auf der Brust und am Rücken.
**Krankheit:** Unter Akne leiden häufig Jugendliche zwischen dem 12. und 25. Lebensjahr als Folge der Hormonumstellung. Aber auch Erwachsene bleiben nicht verschont. Viele Frauen entwickeln Akne während einer Schwangerschaft oder in den Wechseljahren. Ursache kann aber auch eine unausgewogene Ernährung sein. Zu wenig Vitamine und Ballaststoffe und zuviel Zucker lassen die Akne blühen.
**Behandlung:** Gesichtspflege mit Grapefruitkern-Extrakt (siehe Seite 26).

### Hautentzündung (*Dermatitis*) und Ekzem (*Eczema*):
**Symptome:** Die Haut ist gerötet und juckt. Es bilden sich kleine Bläschen, die nässen, verkrusten und Schuppen bilden. Häufig entzünden sich die betroffenen Stellen.
**Krankheit:** Nervöse Reaktion der Haut, see-

lisch bedingt oder durch Unverträglichkeit bzw. Allergie.

**Behandlung:** Vermischen Sie zehn Tropfen Grapefruitkern-Extrakt mit einem Eierbecher Öl, etwa Avocado-, Mandel- oder Olivenöl, und tragen Sie die Mischung zwei- bis dreimal täglich auf die betroffenen Hautstellen auf. Kleinere Hautstellen eventuell direkt mit einigen Tropfen Exktrakt behandeln.

## Hautpilz (*Dermatomycosis*):

**Symptome:** Pilzwucherung, Juckreiz.
**Krankheit:** Meist sehr langwierige Erkrankung.
**Behandlung:** Reiben Sie zweimal täglich Grapefruitkern-Extrakt pur oder mit Glycerin vermischt auf die befallenen Stellen.

## Fußpilz (*Tinea pedis*):

**Symptome:** Fußpilz wächst oft unbemerkt zwischen zwei Zehen. Wenn sich die Stelle entzündet, juckt und schuppt die Haut, und der Pilz breitet sich aus.
**Krankheit:** In der Umgangssprache auch »Sportlerfuß« genannt, weil sich Turner und andere Sportler besonders häufig anstecken. Übertragung in Schwimmbädern, Duschen, Umkleideräumen.
**Behandlung:** Wie Hautpilz. Strümpfe beim Waschen desinfizieren. Geben Sie etwa 20 Tropfen Grapefruitkern-Extrakt ins letzte Spülwasser. Tragen Sie atmungsaktive Socken und Strümpfe aus Naturmaterialien. Lassen Sie viel Sonne und Luft an Ihre Füße.

## Schuppenflechte (*Psoriasis*):

**Symptome:** Zahlreiche rötliche Stellen, die aussehen wie kleine Einrisse in der Haut. Die Stellen sind von silbrigen Schuppen bedeckt und bluten, wenn man sie aufkratzt. Psoriasis tritt bevorzugt an Knien und Ellenbogen sowie auf der Kopfhaut auf.
**Krankheit:** Die Ursache ist unbekannt. Psoriasis ist nicht übertragbar. Weil die Krankheit immer häufiger auftritt, hängt sie möglicherweise mit unserem Lebensstil zusammen.
**Behandlung:** wie Dermatitis. Stärken Sie zusätzlich Ihre Abwehrkräfte.

## Schuppen und juckende Kopfhaut:

**Behandlung:** Bei Ekzemen geben Sie 20 Tropfen Grapefruitkern-Extrakt in drei Eßlöffel Wasser. Wattebausch damit tränken und die Kopfhaut betupfen. Bei Schuppen anfangs zwei- bis dreimal wöchentlich, später seltener.

## Nagelbettentzündung (*Onychitis*):

**Symptome:** Nagel schmerzt und ist druckempfindlich, jede Berührung und Bewegung tut weh. Der gesamte Nagel rötet sich, bei zusätzlichem Pilzbefall wird er rissig und muß vom Arzt gezogen werden. Gelegentlich verdickt sich der Nagel an einer Stelle, die sich dann ausweitet.
**Krankheit:** Eine durch Bakterien oder Pilze hervorgerufene Infektion am Fuß- oder Fingernagel. Sie wird begünstigt durch den Kontakt mit scharfen Reinigungsmitteln,

entwickelt sich sehr langsam und ist ausgesprochen schwer auszuheilen. Finger- und Fußnägel sind dünne Hornplatten aus einer weichen, sehr empfindlichen Zellschicht und darüber einer stabilen Hornschicht. Als Nagelbett bezeichnet man die Weichteilschicht.

**Behandlung:** Massieren Sie zwei- bis dreimal täglich Grapefruitkern-Extrakt in den betroffenen Nagel ein. Ein warmes Finger- oder Zehenbad in Wasser oder Öl mit einigen Tropfen Extrakt lindert den Schmerz. Die Behandlung zieht sich über mehrere Monate hin. Fingernägel und Nägel der kleinen Zehen heilen relativ schnell; Daumennagel und der Nagel am großen Zeh brauchen längere Zeit. Siehe auch Nagelpilz.

### Nagelpilz (*Onychomykosis*):

**Symptome:** Nagelpilz beginnt harmlos: Der Nagel verliert seinen Glanz und wird trübe. Später verfärbt sich die Nagelplatte grausilbrig bis gelblich, kann sich verdicken und bröckelig werden.

**Krankheit:** Rund zwölf Millionen Menschen leiden in Deutschland an Nagelpilz. Je älter Männer und Frauen sind, desto häufiger kommt es zu Nagelpilzerkrankungen. Die Nägel wachsen dann langsamer als in jungen Jahren, und die Pilze haben mehr Zeit, einzudringen und sich festzusetzen. Dazu kommt, daß andere Krankheiten wie Durchblutungsstörungen oder Diabetes die Verbreitung von Nagelpilz begünstigen. Der Pilz wächst sehr langsam. Es scheint nicht schlimmer zu werden, tatsächlich aber wächst der Pilz immer tiefer ins Nagelbett hinein. Nagelpilz behindert erheblich das Arbeiten mit den Fingern. Es besteht die Gefahr bakterieller Folgeerkrankungen.

**Behandlung:** Schleifen Sie den Nagel ab und beträufeln Sie die befallenen Nägel zweimal täglich mit Grapefruitkern-Extrakt, gegebenenfalls über mehrere Monate hinweg.

### Hornhaut, Hühneraugen, Warzen (*Verrucae*) und Schweißfüße:

**Symptome:** Hornhaut ist die verdickte, schwielige Haut an den Fußsohlen, teils auch an der Innenfläche der Hände. Hühneraugen sind Verdickungen der Hornhaut bei Hautpartien, die einen Knochen überziehen. Sie entstehen vor allem durch zu enge oder schlechtsitzende Schuhe. Weil sie sich zapfenförmig in die Tiefe erstrecken, kann es zu starken Schmerzen kommen. Schweißfüße können auf Pilze zurückgehen. Warzen sind knotenförmige Hauthöcker, eine gutartige Geschwulst der Haut. Sie werden durch eine Virusinfektion ausgelöst, bleiben meist klein und verursachen keine Schmerzen.

**Behandlung:** Fußbäder mit 30 bis 50 Tropfen Grapefruitkern-Extrakt auf eine Schüssel Wasser; gegebenenfalls den Extrakt unverdünnt auf die betroffene Hautstelle reiben. Hornhaut mit einem angefeuchteten Bimsstein abschmirgeln. Die Behandlung von Hühneraugen ist langwierig. Geben Sie zwei bis drei Tropfen Extrakt auf ein Heftpflaster und kleben Sie es über das Hühnerauge. Täglich erneuern.

# Irritationen und Infekte des Verdauungstrakts

### Magen-Darminfektionen:

**Symptome:** Durchfall, Bauchschmerzen, Übelkeit und Erbrechen.
**Krankheit:** Erreger sind fast immer Bakterien oder Viren. Infektion über verunreinigte Nahrung oder Trinkwasser. Gelegentlich kommt es vor, daß der Darm mit Parasiten besiedelt ist, sie aber nicht erkannt werden.
**Behandlung:** Grapefruitkern-Extrakt führt nach zahlreichen Erfahrungsberichten zu einem sehr guten Erfolg. Mit der Beseitigung der Erreger verschwinden auch die Symptome. Der Extrakt kann sogar, wenn er bereits bei den ersten Anzeichen einer Magen-Darminfektion genommen wird, den Ausbruch der Krankheit verhindern. Trinken Sie zwei- bis dreimal täglich bis zu 15 Tropfen Extrakt in Wasser oder Fruchtsaft.

### Entzündung der Magenschleimhaut (*Gastritis*):

**Symptome:** Appetitlosigkeit, Völlegefühl, Magenschmerzen, Übelkeit, Erbrechen.
**Krankheit:** Viele Jahre lang glaubten die Mediziner, Gastritis werde durch zuviel Magensäure hervorgerufen. Das ist falsch. Schuld ist vielmehr die Bakterie *Heliobacter*

*pylori*, die sich in die Magenwand einnistet und eine schmerzhafte Entzündung der Schleimhaut verursacht. Eine chronische Gastritis erhöht das Risiko, ein Zwölffingerdarm-Geschwür zu entwickeln, um ein Vielfaches. Beinahe alle klassischen Magenkrebs-Patienten sind mit dem Bakterium infiziert.
**Behandlung:** Derzeit mit Antibiotika und Mitteln, die die Säureproduktion der Magenzellen verringern. In Labortests tötete Grapefruitkern-Extrakt das Bakterium ab.

# Infektionen im Genitalbereich

### Scheidenentzündung (*Vaginitis, Kolpitis*):

**Symptome:** Juckreiz, schmerzhafte Rötung der Schleimhäute, milchig weißer Ausfluß.
**Krankheit:** Eine Scheidenentzündung kann hervorgerufen werden von Bakterien, Pilzen oder Parasiten.
**Behandlung:** Geben Sie einige Tropfen Grapefruitkern-Extrakt ins Waschwasser. Machen Sie in den ersten drei Tagen alle zwölf Stunden eine Scheidenspülung, danach einmal täglich. Dazu geben Sie 1–3 Tropfen Extrakt auf ein Glas warmes Wasser, verrühren Sie es gut und spülen Sie mit dieser Mixtur die Scheide aus. Sie können auch einen Tampon damit tränken und diesen für einige Stunden einsetzen. Vermischen Sie den Extrakt dann aber besser mit Sesamöl als mit Wasser, das bewahrt die Schleimhäute vor Austrocknung. Verwen-

den Sie den Extrakt nie unverdünnt! Vermeiden Sie eine erneute Infektion, indem Sie Ihrer Wäsche beim Spülgang etwa 20 Tropfen Extrakt zugeben. Schwangere müssen unbedingt einen Arzt aufsuchen: Es besteht die Gefahr, daß die Infektion aufsteigt und eine Frühgeburt auslöst oder daß sich das Kind bei der Geburt ansteckt.

### Pilzinfektion und Scheidenparasiten bei der Frau:

**Symptome:** Entsprechen der Scheidenentzündung; bei Parasitenbefall faulig riechender Ausfluß, Entzündung und Brennen.
**Krankheit:** Pilzinfektion (*Candida albicans*) trifft immer auch den Partner, der mitbehandelt werden muß. Häufig greift die Infektion auf den Darm über. Als Parasit kommt *Trichomonas vaginalis* in Frage.
**Behandlung:** Wie Scheideninfektion.

### Pilz- und Parasiteninfektion beim Mann:

**Symptome:** Juckreiz, Brennen, gerötete Haut.
**Krankheit:** Die Keime werden durch Sexualkontakt übertragen und finden im feuchtwarmen Genitalklima einen günstigen Lebensraum. Die Infektion kann auf die Harnröhre übergreifen.
**Behandlung:** Verteilen Sie einige Tropfen Grapefruitkern-Extrakt auf den nassen Händen und reiben Sie den Penis damit ein; nicht abspülen! Behandeln Sie sich so zwei Wochen lang und desinfizieren Sie Ihre Unterwäsche beim Waschen mit dem Extrakt.

## Beingeschwüre, offene Beine

**Symptome:** Die betroffenen Stellen sind gerötet und schmerzen.
**Krankheit:** Beingeschwüre gehen auf Krampfadern zurück, aus denen Venenentzündungen entstehen. Bei Krampfadern sind die Venen knotenförmig erweitert und geschlängelt. Das Blut fließt nicht mehr so nach oben in Richtung Herz, wie es sollte, sondern versackt. Krampfadern bilden sich gern bei hormonellen Umstellungen, etwa bei einer Schwangerschaft. Weil sie familiär gehäuft auftreten, liegt wohl auch eine ererbte Bindegewebsschwäche vor.
**Behandlung:** 30 Tropfen Grapefruitkern-Extrakt mit einem Eierbecher abgekochtem Wasser mischen. Mit dieser Mixtur eine Kompresse tränken und diese auf die betroffene Hautstelle legen. Kompresse mehrmals pro Tag erneuern. Tragen Sie Stützstrümpfe und legen Sie die Beine hoch. Nässende Stellen können leicht zu einer Thrombose führen, da die Blutgefäße verstopfen. Das kann lebensgefährlich werden; suchen Sie unbedingt einen Arzt auf!

## Parasitenbefall

Jeder zweite Amerikaner wird irgendwann im Leben von Parasiten befallen, so schätzen die Fachleute. Parasiten sind kleinste, kleine oder größere Lebewesen, die auf oder in einem anderen Tier bzw. Menschen leben und von diesem »Wirt« die Nahrung beziehen. Daher auch der Name Parasit (para: griech. = neben, sitos: griech. = Nahrung). Ärzte und Biologen kennen mehr als 130 Parasiten beim Menschen. Meist wird der Befall gar nicht bemerkt, und der Mitesser wird nur durch Zufall gefunden.

### Darmparasiten:

**Symptome:** Blähungen, Verstopfung, Durchfall, gereizte und entzündete Darmwände, Zystenbildung, Mangelernährung mit den Folgen Müdigkeit, Apathie, Depression, mangelnde Konzentrationsfähigkeit. Bei Hautparasiten Ausschläge, Ekzeme, Knötchen und Schwellungen.
**Krankheit:** Parasitenbefall und damit verbundene Infektionskrankheiten nehmen seit Jahren stark zu. Als Ursachen kommen der globale Verkehr, infizierte Einwanderer, Haustiere, exotische Restaurants mit rohen oder halbgaren Gerichten in Frage.
**Behandlung:** Kur mit Grapefruitkern-Extrakt (siehe Seite 29).

### Kopfläuse:

**Symptome:** Heftiger Juckreiz. Die Nissen (Eier der Läuse) kleben wie Perlen an einer Schnur fest in den Haaren, vor allem in der Nähe der Kopfhaut.
**Krankheit:** Kopfläuse treten wieder vermehrt auf. Ganze Kindergärten müssen schließen, oder Schulklassen werden desinfiziert. Selbst ein gepflegter Kopf bietet keinen Schutz. Die Laus wird bis zu drei Millimeter lang. Nüchtern ist sie grau, vollgesaugt durch das Blut rötlich gefärbt. Beim Blut-saugen gerät ihr Speichel in die Kopfhaut und verursacht den Juckreiz. Folgeinfektionen durch Eitererreger, die in Kratzwunden eindringen, sind häufig. Die Nissen, weißliche bis gelbliche Kügelchen von 0,8 Millimetern Länge, sind gerade noch ohne Sehhilfe zu erkennen.
**Behandlung:** Grapefruitkern-Extrakt und Shampoo zu gleichen Teilen vermischen und über Kopfhaut und Haare verteilen. Ziehen Sie eine Plastikhaube darüber, drücken Sie sie fest und lassen Sie das Ganze 20–30 Minuten lang einwirken. Nach drei und eventuell nach sechs Tagen wiederholen Sie die Prozedur. Den Extrakt nicht in die Augen laufen lassen!

### Madenwürmer:

**Symptome:** Juckreiz am After.
**Krankheit:** Wurmbefall ist in unseren Breiten eher selten. Eine Ausnahme sind Madenwürmer, die Kinder besiedeln. Die Eier werden mit Staub, Wäsche oder Kleidung weitergegeben. Im Dünndarm entwickeln sich aus ihnen Larven und dann die erwachsenen Tiere. Sie wandern durch den Dickdarm nach außen und legen dort ihre Eier ab.
**Behandlung:** Vermeiden Sie Selbstinfektion. Beim Kratzen am After gelangen die Eier unter die Fingernägel und von dort in den Mund. Vorbeugung: Wurmmittel.

# Innere Pilzerkrankungen

Biologen unterscheiden mehr als 200.000 Arten Pilze, vom Hefepilz bis zum »Männlein im Walde mit dem purpurnen Mäntelein«. Nur 200 von ihnen sind als Krankheitserreger bekannt, allerdings nimmt ihre Zahl zu. Pilze können in mehrerer Hinsicht krank machen:

▶ Pilzsporen sind hochwirksame Allergieauslöser. Wenn sie in den Atemtrakt gelangen, können sie bei empfindlichen Personen allergischen Schnupfen, Asthma oder Lungenentzündung hervorrufen. Die sogenannte Farmer-Lunge ist eine Pilzallergie.

▶ Zum anderen können Pilze Giftstoffe, die sogenannten Toxine, bilden. Das bekannteste ist das Aflatoxin der *Aspergillus*-Arten. Aflatoxin wird mit verschimmelten Lebensmitteln aufgenommen.

▶ Schließlich treten einige Pilze als direkte Verursacher von Infektionen auf. Man faßt diese Erkrankungen als Mykosen (nach dem griechischen *mykes* = Pilz) zusammen.

Es erstaunt, daß angesichts der Vielzahl von Erregern nur recht wenige Menschen an Pilzinfektionen leiden. Der Mensch hat eine erhebliche natürliche Resistenz gegen die meisten Pilze. Diese haben nur bei immungeschwächten Patienten eine echte Chance.

Bei den sogenannten inneren Pilzerkrankungen befallen die Erreger innere Organe des Wirts, etwa die Lunge, den Darm sowie große Hautflächen und die Schleimhäute. Jedes Organ kann allein oder zusammen mit anderen Organen befallen sein. Die Mykosen, das sind Erkrankungen, die durch Pilze, Hefen, Schimmel und Pilzsporen hervorgerufen werden, rufen kein spezifisches Krankheitsbild hervor und sind nur schwer zu diagnostizieren. Der verbreitetste Pilz ist *Candida albicans*.

*Mykosen oder Pilzinfektionen scheinen zu einem Symptom unserer Lebensweise zu werden. Immer mehr Menschen leiden unter den Winzlingen. Ein geschwächtes Immunsystem, Streß, Umweltgifte, einseitige oder minderwertige Ernährung, Lebensmittelzusatzstoffe, Antibiotika und Kortisonbehandlung – viele Dinge setzen uns zu und erleichtern den Pilzen das Ansiedeln.*

### Candida albicans:

**Symptome:** Das oder die charakteristischen Symptome gibt es nicht. Eine *Candida*-Infektion macht sich auf äußerst vielfältige Art und Weise bemerkbar. Die Symptome umfassen leichte Befindlichkeitsstörungen wie auch schwere Erkrankungen: Blähungen, Durchfall, Verstopfung, Colitis, Geschwüre im Verdauungssystem, Menstruationsbeschwerden, Sterilität, Fibrose, Schwangerschaftsbeschwerden, Prostata-Beschwerden, Allergien, Hyperaktivität, hormonelle Störungen, Herzprobleme,

Kopfschmerzen, Migräne, schlechtes Gedächtnis, mangelnde Ausgeglichenheit, Ohrenschmerzen, Asthma, Sinusitis, Nierenprobleme, Blutzuckerschwankungen, Meningitis und Gastritis, allgemeines Unwohlsein und Stimmungstiefs. Schuld an der unüberschaubaren Vielfalt sind etwa 100 unterschiedliche Gifte, die *Candida* erzeugt und freisetzt.

**Krankheit:** *Candida* lebt in uns als Aggressor. Erreger aus den Gattungen *Mucor*, *Aspergillus* und *Penicillium* erzeugen exogene Infekte, das heißt, man muß sich mit ihnen infizieren. Schimmelpilze leben im Erdboden oder in Pflanzen. Es gibt sie überall: in der Natur, in feuchten Räumen, an der Erde von Zimmerpflanzen, an Nahrungsmitteln und gehäuft auf faulenden Pflanzen. Sie dringen über den Atemtrakt in unseren Körper ein. Erster Infektionsherd ist der Respirationstrakt; von hier können die Erreger ins Blut oder in die Lymphe wandern und nahezu alle inneren Organe befallen.

*Candida albicans* besiedelt unseren Darm, kann aber auch auf der Haut und den Schleimhäuten leben. Eigentlich ist *Candida* ein harmloser Tischgenosse – er profitiert von unserer Nahrung, ohne uns zu nützen oder zu schaden. Mensch und Pilz kommen gut miteinander aus – solange, bis aus irgendeinem Grund die Abwehrmechanismen gestört werden. Dann wird aus der Besiedlung eine Infektion.

*Candida* dringt in den Körper ein, wuchert krankhaft, breitet sich im Darm aus, dringt in die inneren Organe vor und verschont weder Lunge, Nieren noch Herz. Der ganze Körper kann in Mitleidenschaft gezogen werden. Nach Schätzungen von Experten leidet in den westlichen Nationen jeder dritte an einer Krankheit, die mit *Candida albicans* in Verbindung steht. Jährlich sollen bereits 7000 bis 12000 Menschen an Pilzinfektionen sterben.

**Behandlung:** *Candida*-Infektionen gelten als schwer heilbar. Mehrere Dinge müssen zusammenwirken: die Ernährung anpassen, den Darm entgiften, eine gesunde Darmflora aufbauen und die Immunabwehr stärken. Dabei kann Grapefruitkern-Extrakt helfen. Ein New Yorker Arzt berichtet von seinen Erfolgen an etwa 300 *Candida*-Patienten: »Ich halte den Extrakt für einen großen Durchbruch für Patienten mit chronischen Infektionen durch Hefepilze und Parasiten.«

Shahila Sharamon und Bodo J. Baginski empfehlen in ihren Büchern »Das Wunder im Kern der Grapefruit« bzw. »Heilen mit Grapefruitkern-Extrakt«, beide in der Windpferd-Verlagsgesellschaft, Aitrang 1997, erschienen:

1. Woche:  3–9 Tropfen Extrakt einmal täglich auf ein Glas Wasser
2. Woche:  3–9 Tropfen zweimal täglich
3. Woche:  3–9 Tropfen dreimal täglich einnehmen

Die Behandlung dauert ein bis drei Monate, gegebenenfalls noch länger.

## Soor:

**Symptome:** Weiße Punkte und Flächen auf Zunge und Wangenschleimhaut.

**Krankheit:** Soor ist *Candida albicans* im Mund. Der Pilz kann durch den Darmtrakt bis in die Analregion wandern. Befallen werden vor allem Säuglinge und Kleinkinder, aber auch Übergewichtige, Zuckerkranke, überhaupt Menschen mit allgemein geschwächter Konstitution, Aids-Patienten und Frauen, deren Hormonhaushalt durch Schwangerschaft oder Pille aus dem Gleichgewicht geraten ist.

**Behandlung:** Dreimal täglich 5–10 Tropfen Grapefruitkern-Extrakt auf ein Glas Wasser geben. Spülen Sie den Mund gründlich aus. Das Grapefruitkern-Pulver schmeckt etwas weniger bitter als der Extrakt. Bei Kindern können Sie gegebenenfalls Fruchtsaft hinzufügen. Desinfizieren Sie Schnuller und Sauger. Geben Sie dazu 20 Tropfen Grapefruitkern-Extrakt in einen Liter Wasser und legen Sie Schnuller und Sauger für ungefähr eine halbe Stunde in die Lösung. Anschließend Schnuller und Sauger gut abspülen.

# Grapefruitkern-Extrakt in Küche und Haushalt

## Lebensmittel keimfrei machen

Keime gibt es überall. Es gibt nichts, was nicht mit unzähligen Keimen besiedelt ist. Mikroorganismen können Lebensmittel verderben, ungenießbar machen. Sie verändern Farbe, Geruch und Geschmack, das Brot oder die Wurst wird zersetzt und fault.

Andere Mikroben arbeiten weniger offensichtlich. Die Bakterien, Salmonellen, Staphylokokken und Clostridien befallen Lebensmittel. Das Heimtückische dabei ist: Die Nahrung bleibt unauffällig, sie schmeckt und riecht völlig normal. Und dennoch macht sie krank. Die Bakterien infizieren den Magen-Darmkanal oder setzen schädigende Gifte frei, die Toxine. Aggressive Keime können sich innerhalb von Tagen explosionsartig vermehren. Der bekannteste Vertreter sind die Salmonellen.

Salmonellen verursachen eine heimtückische Lebensmittelinfektion. Das Darmbakterium ist zwei bis fünf Tausendstel Millimeter klein, wächst stäbchenförmig und lauert vor allem auf Fleisch, gefolgt von Geflügel, ob Suppenhuhn oder Brathähnchen. Vorsicht bei tiefgefrorenen Waren, Salmonellen sind meist dabei. Auch in Eiern kommen sie recht häufig vor.

In den Sommermonaten sollte man auf Gerichte verzichten, die rohe oder unzureichend erhitzte Eier enthalten: Cremefüllungen, Pudding, Eischnee, Softeis. Die Hühner nehmen die Salmonellen mit verunreinigtem Futter auf und geben sie auf der Schale wieder ab. In die Eier gelangen die Erreger von außen über die Schale, besonders wenn sie mit Kot oder Mist verunreinigt ist. Wenn Eierstock und Eileiter der Legehenne infiziert sind, können sich Salmonellen bereits im entstehenden Ei befinden.

Auch Salate mit selbstgemachter Mayonnaise und alle Milcherzeugnisse können Salmonellen übertragen. Lassen Sie Feinkost- und Kartoffelsalat bei zweifelhafter Herkunft stehen.

Mit nur wenigen Keimen wird die Magensäure fertig: Sie tötet die Erreger, und der Rest wird über den Darm ausgeschieden. Ab einer Million Keime bricht die Salmonellose aus. Die Krankheit heilt oft rasch aus; allerdings geht es dem Kranken bis dahin sehr schlecht, und es kann sogar Todesfälle geben.

Den Infizierten plagen heftiger Durchfall und Erbrechen, Fieber, Schüttelfrost, Kopf- und Bauchschmerzen. In schlimmen Fällen kommt es zu Nierenversagen oder zu einer lebensgefährlichen Kreislaufschwäche. Die Bakterien können auch über die Darmwand in Blut- und Lymphwege vordringen und in den verschiedensten Organen heftige Entzündungen auslösen. Auch eine Blutvergiftung (Sepsis) ist möglich. Besonders gefährdet sind Säuglinge, Kleinkinder, kranke und ältere Menschen. Salmonellen-Infektionen sind hochansteckend.

Die genaue Zahl der Infektionen ist nicht bekannt, die Dunkelziffer ist recht hoch. Viele Infektionen verlaufen harmlos oder werden gar nicht als solche erkannt. Anfang der 90er Jahre nahmen Salmonellen-Erkrankungen rasant zu. 1992 wurden 195.000 Salmonellosen gemeldet, das waren fast 45 Prozent mehr als ein Jahr zuvor. Schätzungen gehen auf zwei Millionen Infektionen im Jahr. Mitte der 80er Jahre erlagen jährlich weniger als 50 Bundesbürger der Salmonellose, jetzt werden pro Jahr bis zu 200 Todesopfer registriert.

## Der Extrakt im Haushalt

Grapefruitkern-Extrakt ist aufgrund seiner antiseptischen, das heißt keimverringernden Wirkung die ideale Haushaltshilfe. Er ist preiswert, natürlich, vielseitig und äußerst wirksam. Schaffen Sie sich eine gesunde häusliche Umgebung.

### Wäsche waschen:

Nicht alles kann man kochen; zudem dauert der Maschinengang sehr lange und verbraucht viel Energie. Mit dem Extrakt geht alles viel schneller und einfacher. Baby- und Kleinkinderwäsche, aber auch Krankenwäsche wird im Nu wieder rein.

→ *Fügen Sie dem letzten Spülwasser 20 Tropfen Grapefruitkern-Extrakt bei.*

### Putzen:

In Küche, Badezimmer und Toilette sammeln sich unangenehme Keime an. Das feuchtwarme Klima in diesen Räumen verbessert deren Lebensraum zusätzlich. Es

---

**T I P**

*Nutzen Sie Grapefruitkern-Extrakt in der Vorratshaltung.*

*So können Sie nahezu alle Lebensmittel mit Hilfe des Extrakts keimfrei machen: Geben Sie 20 Tropfen Extrakt auf einen Liter Wasser und legen Sie das Lebensmittel – rohes Fleisch, Geflügel, Fisch, Muscheln und Schnecken, Salate und Gemüse – für einige Minuten in diese Mischung. Das tötet unerwünschte Keime und verlängert die Haltbarkeit, weil dies den Schimmelpilzen das Leben äußerst schwer macht.*

*Mit dieser Methode steigern Sie die Haltbarkeit von Obst und Gemüse um das Drei- bis Vierfache.*

herrschen nahezu optimale Lebensbedingungen, Bakterien und Pilze können sich schnell vermehren und alsbald ihre Anzahl verdoppeln. Mit einem üblichen Putzmittel lassen sie sich nicht entfernen.

→ *Geben Sie etwa 50 Tropfen Extrakt auf einen Eimer Putzwasser.*

### Spülen:

Mit Grapefruitkern-Extrakt beseitigen Sie alle schädlichen Bakterien und haben immer ein hygienisch einwandfreies Geschirr.

→ *Geben Sie 30 Tropfen Extrakt in den letzten Spülgang der Geschirrspülmaschine bzw. in das Waschwasser beim Handspülen.*

### T I P

*Sie können auch einige Tropfen Grapefruitkern-Extrakt in Ihre Haushaltsreiniger, Geschirr- und Waschmittel geben.*

### Reinigung von Hack- und Schneidebrettern:

Reinigen Sie diese antiseptisch, also mit dem Extrakt. Das ist vor allem dann wichtig, wenn Sie rohes Fleisch darauf verarbeiten. Sie verringern die Gefahr, daß Sie sich infizieren, um ein Erhebliches. Lassen Sie dazu den leicht mit Wasser verdünnten Extrakt einige Minuten lang einwirken. Waschen Sie ihn dann gut ab.

## Konservierung von Kosmetika

Auf Cremetiegel und Puderdosen freuen sich alle Mikroben. Wir tragen sie mit den Fingern hinein, und sie fühlen sich dort unwahrscheinlich wohl. Nährstoffe finden sie reichlich – Wasser sowie energiereiche, organische Verbindungen –, und das Biotop ist auch in Ordnung, nämlich feucht und dunkel. Nach kurzer Zeit haben sie eine Creme zersetzt. Sie riecht dann unangenehm, ist verfärbt, und homogene Stoffe trennen sich in ihre Bestandteile auf. Das Ganze wird schleimig oder dünnflüssig.

Den Kosmetika und Pflegeprodukten werden deshalb Konservierungsstoffe beigefügt. Europaweit sind derzeit etwa 50 Stoffe zugelassen, darunter Naturstoffe, aber auch allergieauslösende Chemikalien. Viele Nutzer und Nutzerinnen stellen deshalb ihre Kosmetika selbst her. Einziges Problem dabei ist die Konservierung. Grapefruitkern-Extrakt desinfiziert und konserviert auf natürliche Art. Wegen seiner Eigenschaften – ungiftig, geruchlos, natürlich – eignet er sich hervorragend zu diesem Zweck. Sie steigern die Haltbarkeit Ihrer Produkte, wenn Sie 0,2 bis 1 Prozent Grapefruitkern-Extrakt zum jeweiligen Produkt geben und gut verrühren. Hinzu kommt: Grapefruitkern-Extrakt scheint die Haltbarkeit der Kosmetika nicht nur zu steigern, sondern verstärkt sogar ihre Aktivität.

# Extrakt für Tiere und Pflanzen

## Anwendungen in der Tierpflege

Was für den Menschen gut ist, trifft in aller Regel auch auf Tiere zu. Hunde und Katzen leiden häufig unter Würmern, Parasiten, Pilzbefall und lästigem Ungeziefer. Hier bietet sich ein großes Einsatzfeld für den Grapefruitkern-Extrakt. Immerhin stellt er als natürliches Breitbandtherapeutikum eine wirkungsvolle und gesunde Alternative zu den üblichen chemischen Wurmmitteln dar.

### Hauterkrankungen:
Die betroffenen Stellen können Sie einsprühen. Geben Sie 30–40 Tropfen Extrakt auf einen Liter Wasser und füllen Sie die Mischung in eine Sprühflasche. In hartnäckigen Fällen tragen Sie zweimal täglich einige Tropfen Extrakt unverdünnt auf. Ungeziefer meidet ein mit Grapefruitkern-Extrakt besprühtes Fell. Achten Sie darauf, den Extrakt nicht in die Augen der Tiere zu spritzen. Das kann zu empfindlichen Reizungen führen. Sie können den Extrakt auch ins Shampoo mischen.

### Äußere Verletzungen:
Sie können die Wunde mit Grapefruitkern-Extrakt desinfizieren. Das geschieht genauso wie bei uns (siehe Seite 27f.).

### Innere Erkrankungen durch Parasiten, Bakterien oder Pilze:
Geben Sie den Extrakt ins Futter. Wenn Ihr Hund oder Ihre Katze das nicht will, versuchen Sie es mit Pulver im Trinknapf, das schmeckt etwas weniger bitter. Sharamon und Baginski (siehe S. 40) empfehlen pro Kilogramm Körpergewicht einen halben Tropfen beziehungsweise 5 mg Pulver.

### Vögel:
Sie leiden ebenfalls häufig unter inneren Parasiten. Versuchen Sie ihnen Grapefruitkern-Extrakt in das Trinkwasser zu geben oder aber Pulver unter die Körner zu streuen. Beginnen Sie mit geringen Mengen.

### Aquarium:
Bekämpfen Sie die Algen wirkungsvoll mit dem Extrakt. Beginnen Sie mit fünf Tropfen auf einen Liter Wasser und verrühren Sie die Mischung gut.

### Käfige, Freßnäpfe und Futtertröge reinigen:
Sie können diese Utensilien desinfizieren, indem Sie 20 bis 30 Tropfen Extrakt in eine Schüssel Wasser geben und alles damit

auswischen. Hunde- und Katzendecken sowie Korbeinlagen können Sie beim Waschen desinfizieren.

## Alternativer Pflanzenschutz

### Topf- und Schnittblumen:

Die Pflanzen bleiben länger haltbar, wenn Sie einige Tropfen Grapefruitkern-Extrakt ins Gieß- beziehungsweise Blumenwasser geben. Besser ist allerdings, wenn Sie das Grapefruitkern-Pulver verwenden, denn der flüssige Extrakt ist mit Glycerin verdünnt, das aus Fett und Alkoholen besteht. Beide könnten die feinen Äderchen der Pflanzen verstopfen, und die Pflanze würde verhungern.

### Schimmelbildung, Blattläuse:

Nehmen Sie einen halben Liter lauwarmes Wasser und 30 Tropfen Grapefruitkern-Extrakt. Die Mischung gut umrühren und kräftig durchschütteln, der Extrakt muß sich gut im Wasser verteilen. Die Pflanzen von allen Seiten einsprühen. Notfalls die Prozedur wiederholen.

# Register

**A**bwehrsystem 32
Aids 19, 40
Akne 26, 30, 33
Allergien 21, 23, 29, 34
Antibiotika 20-23
Aromatherapie 8 f., 32 f.
Atemtrakt 15, 39 f.
Augen 24
Ausfluß 36

**B**abypflege 27
Bakterien 14-23, 30, 36, 42-45
Bauchschmerzen 36, 43
Beine, offene 37
Beingeschwüre 37
Bitterstoffe 10, 12 f.
Bläschen 28
Brandwunden 28

**C**andida albicans 16, 22, 37-40

**D**arm 14-17, 23, 30, 38 ff.
Desinfizieren 11, 22, 27
Durchblutungsstörung 35
Durchfall 36, 43

**E**kzeme 25, 33
Entzündungen 11, 26, 28
Erbrechen 36, 43
Erkältungskrankheiten 32
Erste Hilfe 27
Escherichia coli 16, 22

**F**äulnisbakterien 10
Fieber 33, 43
Flavonoide 12 f.
Fußpilz 26, 34

**G**astritis 36
Genitale 15, 26, 30, 36
Gesichtspflege 11, 26, 33
Grippaler Infekt 19, 29, 32 f.

**H**aarspülung 26
Halsschmerzen 32 f.
Hand- und Fußbad 26
Haushaltsreiniger 44
Haut 14-17, 19, 25 ff., 33, 40
Hautpilz 29, 34

**H**eiserkeit 32
Hepatitis 20
Herpes 19 f., 31, 33
HIV 20
Hornhaut 35
Hühnerauge 35 f.
Husten 32 f.

**I**mmunabwehr 21, 23, 29, 32, 40
Infektionen 11, 16 ff., 26-30, 38 ff.
Insektenstiche 25, 28

**J**uckreiz 26, 28, 34, 36 ff.

**K**atarrh 32
Keime 15 ff., 42
Kieferhöhlenentzündung 32
Kinder 31, 38, 40 f.
Kopfhaut, juckende 34
Kopfläuse 38
Körperlotions 26
Kosmetika 26, 44
Kur 27, 29, 32

**L**ebensmittelinfektion 42
Lippen, Infektionen an den 33

**M**agen 10, 14 f., 17, 27, 36
Magen-Darminfektion 36
Magen-Darmkanal 14, 42
Mikroben 14 ff., 21, 42
Mitesser 33
Mittelohrentzündung 31
Mund 26, 30 ff.
Mykosen 18, 39

**N**agel, Infektionen 26, 33 f., 36
Nebenhöhlenentzündung 21, 32
Niesen 33

**Ö**deme 12
Ohrenbereich 30 ff.
Orangenhaut 11

**P**ampelmuse 4-7
Parasiten 18 ff., 29 f., 36 f., 45
Pflanzenschutz 12, 46
Pickel 26, 33

**P**ilze 18-21, 30, 34, 36 f., 39, 44
Polio 20
Psoriasis 34

**R**asierwasser 26
Raumklima 9

**S**almonellen 22, 42 f.
Säuglinge 40
Scheidenentzündung 36 f.
Schimmelpilze 40, 46
Schleimhäute 17, 19, 24, 39 f.
Schnittwunden 27
Schnupfen 31 ff., 39
Schuppen 34
Schuppenflechte 34
Schweißfüße 26, 35
Sonnenbrand 28
Soor 27, 29, 40
Stirnhöhlenentzündung 32

**T**eint 10
Thrombose 12, 37
Tröpfcheninfektion 33

**Ü**belkeit 36
Umweltgifte 29
Ungeziefer 45

**V**agina 15
Verbrennung 28
Verstopfung 10
Viren 18-21, 29 f., 32, 36
Vitamin C 7, 9 f., 13
Vitamin P 12
Vollbad 25, 33
Vorratshaltung 43

**W**arze 35
Waschmittel 44
Wechseljahre 33
Windelausschlag 27
Wurmbefall 38

**Z**ahnfleischentzündung 30
Zahnpflege 26
Zellulitis 11
Zitrusfrüchte 7 f., 23, 25
Zwölffingerdarm-Geschwür 36

In der Reihe »Mutter Natur« sind im
Urania Verlag ferner erschienen:
Sanfte Behandlung und Pflege mit Teebaumöl
(Nr. 623-1)
Natürlich gesund und aktiv mit Apfelessig
(Nr. 618-5)
Mehr Power durch Nachtkerzenöl (Nr. 621-5)
Lebenskraft tanken mit Weißdorn (Nr. 617-7)
Frisch und munter durch Obst-Enzyme (Nr. 622-3)
Natürlich fit und vital mit Ginseng (Nr. 619-3)
Vorbeugen und heilen mit der Kraft des Ginkgo
(Nr. 616-9)
Natürlich stark und gesund durch Knoblauch
(Nr. 620-7)

Die Deutsche Bibliothek –
CIP-Einheitsaufnahme

Pfendtner, Ingrid:
Heilen und pflegen mit den Wirkstoffen des Grapefruitkerns: Entzündungen, Infektionen und
Allergien ohne toxische Nebenwirkungen behandeln / Ingrid Pfendtner. – Berlin : Urania, 1997
(Sanft heilen mit Mutter Natur)
ISBN 3-332-00625-8

© 1997 by Urania Verlag in der Dornier Medienholding, Berlin

Umschlaggestaltung: S/L Kommunikation
Titelbild: Mauritius-Rosenfeld
Lektorat: Dr. Reitter & Partner Verlag GmbH,
85591 Vaterstetten
Satz: Dr. Reitter & Partner Verlag GmbH,
85591 Vaterstetten
Druck: Westermann Druck, Zwickau
Printed in Germany

Gedruckt auf alterungsbeständigem Papier mit
chlorfrei gebleichtem Zellstoff

Orginalausgabe
ISBN 3-332-00625-8